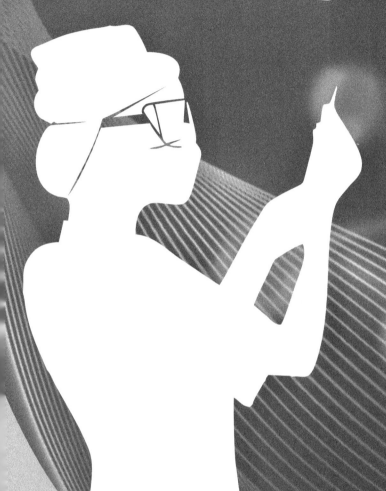

临床护理

科研案例实践教程

中南大学出版社
www.csupress.com.cn

·长沙·

主　编：李昀宸　李少红　韩　辉　谭思敏

副主编：彭　鸥　李孟妤　熊　兰　陈明辉　杨晓婷

编委会

◎ **主　审**

赵丽萍

◎ **主　编**

李昀宸　李少红　韩　辉　谭思敏

◎ **副主编**

彭　鸥　李孟妤　熊　兰　陈明辉
杨晓婷

◎ **编　委**（按姓氏拼音首字母排序）

曹晓浪	陈明辉	戴想荣	甘　婷
何　花	韩　辉	蒋　萍	李昀宸
李孟妤	李少红	梁瓥绵	乐梅先
刘　丹	刘浚禹	刘依勤	刘玉秋
黎　琼	欧阳玲	彭　操	彭　鸥
苏　珊	孙　欣	谭思敏	谭亚群
田继东	魏　菜	魏千皓	许　静
熊　兰	杨晓婷	周　茜	周　阳

前 言

Foreword

在中南大学湘雅二医院护理教研室的支持和领导下，在全体编者的共同努力下，我们完成了《临床护理科研案例实践教程》的编写工作。《临床护理科研案例实践教程》旨在引导护理本科生和临床带教老师在临床实践中，从科研的角度去探索学科疑难和发展。本书通过介绍代表性案例、解析教学重点难点、指导教学实践、分析实例等方式，降低本科生的护理科研学习难度，帮助临床带教老师提供护理科研带教的思路。本书内容强调实用、易懂、规范，涵盖多种研究方法，通过加强护理科研论文的构思和写作训练，协助学生更好地实践和应用，并减轻护理本科生在临床护理科研探索中的畏难情绪。

《临床护理科研案例实践教程》共13章，从护理研究的不同方式和应用情景入手，涉及实验性研究、非实验性研究、现象学研究、量表研制、质性研究、循证护理实践、护理教学类研究、中医护理类研究、护理科普类研究等内容。本书所选案例，是根据章节从不同专科中选择的最具代表性的疾病，以避免疾病类型和研究方法重复。通过分析代表性的科研案例，可以从不同角度展示科研的具体实施方法和环节，使学生在面对不同情景下的科研问题时有章可循。

本书的顺利出版,得到了出版社与各专科护理学专家等的大力支持。全体编委从护理本科生视角和实际临床护理科研实践需求出发,以科学严谨的态度撰写本书。在此向各位编者和支持本书编写工作的所有人士表示诚挚的感谢!

本书编写内容如有疏漏或不妥之处,敬请各位读者批评指正。

李昀宸

2024 年 8 月

目 录

Contents

第一章
护理科研实践总论

护理科研(nursing research)是通过系统的科学方式，探索护理的本质、规律、实践方式及理论，解决护理实践过程中关于操作、教育、管理方面的难题，为护理实践和理论发展提供指导和依据。

一、教学目标

1. 了解护理科研实践的概念及意义。
2. 熟悉护理科研实践的应用情景。
3. 掌握护理科研实践的基本步骤。

二、护理科研实践的基本过程

(一)提出科研问题，构建科研假设

【情景】

你作为一名新生儿科护士，知晓儿童的腹壁薄且腹式呼吸明显。但一些特殊药物需要采用腹部皮下注射的方式进行用药。你在工作期间，遇到一位需要长期用药的患儿的家属。他向你咨询患儿皮下注射的方式、最佳注射部位及腹部皮下注射的安全性。你需要知道腹部皮下注射的适应人群及注意事项，为患儿家属解除顾虑。

在护理临床实践工作中，会遇到很多棘手的问题。护士依靠工作章程、指南以及临床经验等，能处理普遍性问题和现象。然而，护理工作的新问题、工作程序的改革与创新及医护患的新矛盾，可能需要依据循证实践去寻找最新的解决方法，或通过系统的科学研究方法去探索。在工作情景中，给药对象与给药方式之间存在矛盾，因此儿童腹部皮下注射是重点，可将腹部皮下注射的皮脂厚度及腹部皮下注射的年龄范围作为研究主题。发现护理临床问题，提炼护理研究重点，构建科研假设，是开展护理研究的基础。

(二)探寻理论证据、检索文献进展

从科研假设到选题确认之间，需要文献检索进行引导。确立一项科学研究选题，必须有系统、全面、深入的文献资料作为依据，从国内外的研究现状及进展着手，总结现有研究的优势与不足，用以明确选题的内涵、价值及可行性。在科研假设的引导下，结合不同方式和方向检索到的最新文献，动态分析文献结论，最终得到具有先进性和研究价值的选题。

(三)确定研究对象

研究对象是研究的关键因素之一。首先需要明确研究场景，确定研究对象的获取途径。再根据研究类型和研究方案确定研究对象的纳排标准及样本量。

(四)设计研究方案

在明确研究内容与研究对象后，根据所需获取的资料类型，研究方案主要可分为量性研究和质性研究。

1.量性研究

量性研究是医学研究领域的常用研究方式，通过客观的数据结果，对研究对象进行客观且精确的统计分析，得出量化的研究结果。量性研究包括对研究对象进行纳排和分组；选定研究工具或研究指标；确定资料收集方式；提取和整理数据；选定统计和分析数据方法。通过完整的技术路线安排，对研究进行精准控制，减少误差和偏倚。

量性研究按研究设计可分为：实验性研究、类实验性研究、非实验性研究。量性研究按照流行病学分类，包括随机对照试验、非随机对照试验、观察性研究（细分为队列研究、病例对照研究、描述性研究等）。

2.质性研究

质性研究侧重于通过主观体验和语言来反映处于研究情景中的人类心理过程和精神互动。通过长期和定期的观察、访谈，结合文字、语音或者视频等档案记录方式收集原始资料。再通过归类、推理、提炼等萃取方式对原始资料进行整理与分析。

质性研究包括现象学研究、扎根理论研究、个案研究、行动研究、人种学研究、历史研究等。

(五)执行研究计划

执行研究计划阶段常包含培训研究参与工作人员、进行预实验、收集研究资料等。统一培训研究参与人员，有利于保持通过测量、问卷、访谈及观察法等提取的研究资料的一致性。预实验有利于熟悉研究开展的流程，预判研究的可行性，完善方案可能存在的漏洞，检验仪器和设备的准确性等。

（六）统计并分析资料

研究得到的资料常规分为计量资料（例如带有计量单位 kg、cm、mL 及得分）、计数资料（例如例数、百分率）、等级资料（例如疼痛分级、焦虑分级）。对于资料的描述性分析一般选用百分比、均数、标准差等；对于数据之间的比较和分析，则根据具体的资料类型、正态性、方差齐性及研究情景需要选择对应的均数比较、回归分析、归因分析等统计方式。最终的统计分析结果，常采用三线表或统计图进行展示。

（七）撰写研究报告

研究报告是对研究工作进行书面文字总结，是研究成果的重要展示和推广方式。撰写研究报告，需要题目新颖、内容夯实、研究过程清晰、研究结果准确、讨论充分。研究报告包括研究背景、立题依据、文献支持、研究目的、研究对象、研究方法、结果、讨论和结论等。

（八）推广研究结果

推广优质的研究报告是让研究成果实现社会价值和影响的关键。研究报告一般首发于学术期刊。高影响因子的优质期刊是推广研究结果的最佳平台。目前，护理学科普的兴起和繁荣，也为护理科研成果应用于护理临床实践和健康教育提供了途径，提高了研究成果的社会价值和影响力。

第二章

实验性研究

实验性研究(experimental study),又称干预性研究,是指研究者根据研究目的,人为地施加一定的干预措施,通过一段时间的干预后,观察并评价干预措施产生的干预效果。实验性研究的目的是评价干预措施与干预效应的因果关系。在实验性研究设计中,由研究者操控干预,并控制其他的混杂因素,进而使研究结果可以更可靠地支撑对干预与效果因果关系的判断。实验性研究属于前瞻性研究,需要先施加干预,后观察干预效应。

实验性研究包含干预、设立对照和随机这三个核心要素。其中,干预是指研究者根据研究目的而人为施加的干预措施。设立对照是为了使干预组和对照组之间,除干预因素不同,其他非干预因素尽可能相同,以平衡非干预因素对实验结果的影响,从而使研究结果能够反映干预效果。随机包括随机抽样和随机分组。随机抽样是指研究对象总体中的每一个个体都有同等被抽取作为研究对象样本的机会;随机分组是指样本中的每个研究对象都有同等的机会被分到试验组或对照组。根据设立对照和随机分组方法的不同,实验性研究可分为随机对照试验、半随机对照试验、不对等随机对照试验和整群随机对照试验等四类。

第一节 随机对照试验

随机对照试验(randomized controlled trial,RCT)是指采用随机分配的方法,将合格的研究对象分别分配到试验组和对照组。试验组的研究对象接受研究者人为施加的处理因素,对照组的研究对象接受标准照护、安慰剂对照或空白对照。除处理因素外,试验组与对照组的其他条件下或环境需保持一致。在适当的随访观察时间之后,用合适的效应指标对两组的结果进行科学的测量和评价。随机对照试验是目前评估临床及护理干预措施效果最严谨、可靠的研究设计方法,被称为实验性研究的金标准。

一、基本信息

案例主题:应用行为转变理论的护理干预对骨肿瘤患者疼痛管理及生存质量的改善分析。

课时：45 min。

教学对象：护理专业本科生。

二、教学目标

1. 了解随机对照试验的目的。

2. 熟悉随机对照试验的适用范围。

3. 掌握随机对照试验的概念与设计要点。

三、教学内容

1. 知识点

随机对照试验的概念、目的、适用范围、设计要点。

2. 重点难点

①重点：随机对照试验设计的三要素——干预、对照、随机；②难点：随机的方法、干预方案的设计、对照的设计、盲法的设计。

3. 教学资料

文献资料、案例分析幻灯片、《护理研究》参考书籍。

四、教学实践

(一)理论教学实践

1. 随机对照试验概述

作为实验性研究的金标准，随机对照试验中的三个要素为随机、设立对照和干预措施。

随机包含随机抽样和随机分组两个步骤。但在临床实践中，由于研究对象大部分为患者，受研究条件的限制，难以从病人的总体中随机抽取样本。因此，临床实践中的随机对照试验通常只强调随机分组，较少强调随机抽样。为减少非随机抽样带来的偏倚，在研究方案中，研究人员须详细阐述研究总体的特征，研究样本的纳入和排除标准，以明确研究样本可以代表的研究总体范围；在研究结果的解读中，需结合研究样本的特征进行解读，避免夸大研究结果的可推广性。在随机分组过程中，常用的随机分组方法包括抛硬币法、抽签法、随机数字表法等。

随机对照试验中的对照组设计为同期随机对照，即研究对象按照提前规定的随机化方法被随机分配至试验组或对照组。由于采取了随机化分组，且试验组与对照组在同一时期接受不同的处理措施，减少了组间异质性及时间先后顺序等混杂因素的影响，从而使研究结果更为可靠。对照组的处理措施可能为标准对照、安慰剂对照或空白对照等。

干预措施的制定需要依据已有的临床研究基础以及相关的理论基础。发展或改革一项新的干预方案时，可参考英国医学研究委员会（Medical Research Council，MRC）发布的复杂干预方案的发展和评价指南，以提高干预方案的科学性和可推广性。除了干预、对照和随机这三个要素外，在随机对照试验中还可能采用分配隐藏、盲法等措施以降低主观偏倚。

2. 随机对照试验步骤

（1）确定研究目的和研究假设阐述

开展试验的科学依据及理由，列出具体的研究目的和研究假设。

（2）明确研究对象

描述研究对象的纳入和排除标准；明确研究对象的招募场所。

（3）明确干预措施

详细描述各组干预措施的细节，例如在何时、何地以及如何实施干预，以使同行能够重复试验。可参考 TIDieR checklist 等标准化的报告清单，以助于清晰地描述干预措施。

（4）明确结局指标

清晰地界定主要和次要结局指标；包括在何时、如何测量结局。

（5）确定样本量

根据研究目的、效应量大小、检验水准等因素，运用合适的估算方法，计算样本量。

（6）随机分组

按照机会均等的原则，将具有同质性的一组研究对象按照事先设计的比例随机分配到不同的组。随机分组的优点是可以得到特征相似的几组研究对象，组间的可比性较好。常见的随机方法包括：简单随机分组、区组随机分组、分层随机分组。

1）简单随机分组：又称为完全随机化分组，是对研究对象直接进行随机分组，常通过掷硬币或随机数字表，或用计算机产生随机数来进行随机化，在事先或者实施过程中不作任何限制或调整。

2）区组随机分组：又称均衡随机化分组。首先将研究对象按照相似的特征进行区组划分（例如体重相近的受试者划分至一个区组），然后将同一个区组内的研究对象按照随机化方法分配至试验组或对照组。区组大小是预先设定的，区组大小的选择应基于研究设计、样本量和预期效应量大小等因素进行综合考虑。过小的区组可能导致组内差异较大，而过大的区组则可能减少随机分配的效果。在每个区组内，患者的特征应尽可能相似，提高区组内个体的同质性，进而提高检验效能。

3）分层随机分组：按研究对象特征，即可能产生混杂作用的某些因素（如年龄、性别、种族、文化程度、居住条件等）先进行分层，然后在每层内随机地将研究对象分配到试验组和对照组。分层随机分组适用于研究对象存在明显的差异（如病情严重程度不同），而这种差异有可能因随机分组的不均衡而造成研究结果出现明显偏差时。

（7）盲法

盲法的基本原则就是让受试对象和（或）研究人员无法知晓哪些人接受的是处理措施和哪些人接受的是对照措施。在一项临床研究中，往往涉及研究对象、干预措施执行者、结果测量者、统计分析者和论文撰写者等，根据"盲"的对象不同，一般可将盲法分为单盲、双盲、三盲等三种类型。若实施了盲法，需描述分配干预措施后对谁设盲（如受试者、干预实施者、结果测评者），以及是如何实施盲法的。

（8）结局分析

选用合适的统计学方法比较各组主要和次要结局指标。

（二）科研教学实践

【案例】

王中侠，程益平，刘丹丹.应用行为转变理论的护理干预对骨肿瘤患者疼痛管理及生存质量的改善分析［J］.中华肿瘤防治杂志，2020（S1）：267-268.

1.研究题目

应用行为转变理论的护理干预对骨肿瘤患者疼痛管理及生存质量的改善分析。

2.研究背景

骨肿瘤是指在骨骼或附属组织上发生的肿瘤，目前临床治疗主要采取手术、放化疗等方式，但患者确诊不可避免会产生焦虑、恐惧等负面情绪，后期因疾病复发率高、长期放化疗治疗，带来严重的身心损伤。因此，在骨肿瘤患者临床治疗的同时，改善其心理状态及行为方式对提高患者生存质量及预后具有重要的作用。

3.研究目的

探究行为转变理论护理干预对骨肿瘤患者疼痛及生存质量的影响。

4.研究对象与方法

采用简单抽样法，选取2014年5月至2020年8月就诊的46例骨肿瘤患者。采用随机数字表法将研究对象分为两组，对照组（$n=23$）予以常规护理，研究组（$n=23$）予以行为转变理论护理干预，分析对比患者疼痛改善程度、焦虑及抑郁评分和生活质量评分等指标。

5.行为转变理论护理干预方案

行为转变理论护理模式是在社会心理学理论引导下，以对象需求及行为转变为核心，通过多个因素作用促进对象不良行为的改变。本研究中的具体干预措施如下：①入院阶段，对患者基本资料信息进行收集，综合评估病情，制定针对性健康教育计划；指导患者合理饮食，按时作息，并为患者讲解疾病相关知识。②意识转变，通过转变意识、纠正错误观念等有效指导，提高患者治疗依从性及配合度；通过健康宣传手册、视频、一对一讲解等方式，介绍疾病知识、手术知识、注意事项等，消除不良情绪，树立疾病治疗信心。③出院阶段，重视家属教育，促使家属积极参与到患者康复管理中，予以患者有效的监督及照护，促进患者尽早恢复正常生活；通过电话随访、建立微信、QQ群等方式，予以患者及家属院外指导，加强沟通，定期复查。④行动阶段，借助微信平台定期推送健康知识，在家属协助下完成，电话随访每周一次，相关知识讲座每月两次；组织联谊会为患者及家属经验交流搭建平台、开展家属教育专场。通过此阶段充分挖掘患者潜力，树立信心。⑤强化阶段，进一步加强对患者的指导、监督，并结合患者个体特征，实施个性化、针对性的指导，对转变行为加以巩固，沟通、随访次数适当增加。

6. 观察指标

疼痛程度采取 VAS 视觉模拟疼痛感评分法评定，分值为 0~10 分。心理状态采取汉密尔顿抑郁量表（Hamilton Depression Scale，HAMD）、汉密顿焦虑量表（Hamilton Anxiety Scale，HAMA）评估。生存质量采取 WHO 生存质量测定量表简表评估。

7. 统计学方法

采用 SPSS 24.0 统计分析软件，计量资料以均数±标准差表示，采用 t 检验；计数资料以百分比表示，采用 x^2 检验。以 $P<0.05$ 为组间差异有统计学意义。

8. 研究结果

治疗前两组 HAMD、HAMA 评分差异无统计学意义（$P>0.05$），治疗后研究组较对照组 HAMD、HAMA 评分改善效果佳、疼痛程度较低、生存质量评分高，具有统计学差异（$P>0.05$）。

9. 结论

对骨肿瘤患者开展行为转变理论护理干预，有助于改善患者疼痛程度，消除焦虑、抑郁等负面情绪，使其生活质量得以提高，实现改善患者预后的目的。

【案例分析】

本章主要阐述了随机对照试验这一重要的实验性研究类型。结合上述临床案例展示了随机对照试验的背景、目的、研究对象、干预方案、观察指标、统计方法以及结果解读。随机对照试验具有较高的内部效度，在医学、药物研发、公共卫生、心理学以及社会科学等领域中，具有极其重要的地位。

【小结】

1. 随机对照试验一般具有确定研究目的和研究假设、明确研究对象、明确干预措施、明确结局指标、确定样本量、随机分组、盲法设置、结局分析共八个步骤。

2. 随机对照试验通过随机分配研究对象到试验组和对照组，可以减少选择偏差和分配偏差，使得试验组和对照组之间具有可比性，具有较高的内部效度，能够提供较强的因果推断能力, 即可以推断处理与结果之间的因果关系。通过随机对照试验获得的结论通常有较高的可信度, 具有较强的泛化能力, 即可以推广到更广泛的人群或情境中。

【课后练习】

1. 简述随机对照试验的方法与步骤。
2. 选择一个你感兴趣的临床问题, 围绕该问题, 完成一项随机对照试验的设计。

第二节　半随机对照试验

半随机对照试验(quasi-randomized controlled trial)，又称类随机对照试验，与随机对照试验的区别是研究对象的分配方式不同。在半随机对照试验中，研究对象是按半随机的方式进行分配，例如按照研究对象的生日、住院日或住院号等非随机化的方法，将研究对象分配到试验组或对照组，接受相应的干预措施与对照措施。

由于研究对象的分配方式不是完全随机的，半随机对照试验容易受选择性偏倚的影响，造成基线情况的不平衡，其结果的真实性与可靠性低于随机对照试验。

一、基本信息

案例主题：护患互动一体化 APP 在长效奥曲肽治疗的神经内分泌肿瘤患者中的应用。
课时：45 min。
教学对象：护理专业本科生。

二、教学目标

1. 了解半随机对照试验的目的。
2. 熟悉半随机对照试验的适用范围。
3. 掌握半随机对照试验的概念与设计要点。

三、教学内容

1. 知识点

半随机对照试验的概念、目的、适用范围、设计要点。

2. 重点难点

①重点：半随机的概念；②难点：半随机对照试验中的随机方法。

3. 教学资料

文献资料、案例分析幻灯片、《护理研究》参考书籍。

四、教学实践

(一)理论教学实践

1.半随机对照试验概述

半随机对照试验的研究方法与随机对照试验研究基本相似，属于前瞻性研究。半随机对照试验的研究设计中有对研究对象施加的干预措施，但受实际条件所限，不能随机分组或不能设立平行的对照组。在护理研究中，半随机对照试验的方法具有较高的可行性，但由于研究对象没有进行随机分组，已知和未知的干扰因素不能均衡分布在各组中，研究结果不如实验性研究结果可靠。

2.半随机对照试验步骤

半随机对照试验的步骤与随机对照试验的步骤基本相同，主要不同为随机分组的方法。

（1）确定研究目的和研究假设。

（2）明确研究对象。

（3）明确干预措施。

（4）明确结局指标。

（5）确定样本量。

（6）半随机分组。

使用半随机化法时，不是按随机数字产生序列号，而是根据被纳入研究对象的出生日期、住院号或门诊号等非随机的数字将研究对象进行分组。当进行大样本研究时，如社区人群的试验，利用半随机化分配受试者既简便、实用，又能较好地实现组间均衡。但在临床试验中，研究对象往往较少，半随机化很难达到组间均衡，因而该方法的使用受到限制。

（7）盲法。

（8）结局分析。

(二)科研教学实践

【案例】

徐伈，李娜，桑妮，等.护患互动一体化 APP 在长效奥曲肽治疗的神经内分泌肿瘤患者中的应用[J].实用临床医药杂志，2023，27（22）：127-130+137.

1.研究题目

护患互动一体化 APP 在长效奥曲肽治疗的神经内分泌肿瘤患者中的应用。

2. 研究背景

神经内分泌肿瘤(neuroendocrine tumor,NET)起源于全身分布的肽能神经元和神经内分泌细胞,近年来发病率增长迅速。目前,国内外指南均推荐中晚期、无法手术、分化好的神经内分泌肿瘤患者首选生物治疗(以生长抑素类似物如长效奥曲肽治疗为主)。但长效奥曲肽治疗可引起注射部位疼痛、硬结、眩晕、腹痛、胆囊炎、血糖异常等不良事件,大多发生于注射后1~4天。目前,大部分神经内分泌肿瘤患者注射长效奥曲肽后即出院,导致医护人员无法及时观察与护理。鉴于此,江苏省人民医院神经内分泌肿瘤诊治中心研发了护患互动一体化APP"NET之家",以便神经内分泌肿瘤患者及时反馈用药后的不良反应并得到及时有效的医疗干预,进而提高生存质量。

3. 研究目的

研发护患互动一体化APP"NET之家",对接受长效奥曲肽治疗的神经内分泌肿瘤患者进行精细化照护和随访管理。

4. 研究对象与方法

采用便利抽样,选取2021年9月至2023年8月于神经内分泌科接受长效奥曲肽治疗的81例神经内分泌肿瘤患者作为研究对象。其中2022年9月至2023年8月就诊的患者为干预组患者,由护士指导其注册并使用APP"NET之家",接受常规护理和基于APP的出院随访指导;2021年9月至2022年8月未使用该软件的患者为对照组,仅接受常规护理。分析对比两组患者的生活质量和焦虑水平。

5. APP"NET之家"

包括患者端、医护端、管理端三个端口,干预组患者出院后通过APP及时全面地反馈不良反应及不适症状等发生情况,医护人员及时在线指导患者处理。本研究中的患者端口包括以下模块:①"在线咨询"模块。该模块具有患者与医护人员在线对话沟通功能,患者出院后如有问题,可在线咨询值班医护人员。②"健康知识"及"我的收藏"模块。"健康知识"模块会定期发布神经内分泌肿瘤相关的健康知识视频及注射长效奥曲肽不良反应的处理方法,患者阅读后可收藏以便查看。③"就诊指引"模块。该模块可查询团队专家介绍及专家门诊时间,可直接跳转至医院挂号界面,此外还有实时导航功能。④"不良反应"模块。设置注射长效奥曲肽后所有不良反应的资料库,针对不同分级的反应,指导患者在家处理或就医(反应严重时应提醒立即就医)。⑤"心语驿站"模块。该模块可查看医生、护士、患者心语,患者可分享治疗体会(提交文章由医护人员审核后发表),从而帮助或鼓励更多病友。

6. 观察指标

(1)生活质量量表,包括食欲、精神、睡眠、疲乏、疼痛、家庭理解与配合、同事(包括领导)的理解与配合、自身对癌症的认识、对治疗的态度、日常生活、治疗的副作用、面部表情共 12 个方面,可评价患者的生活质量。

(2)使用焦虑量表 SAS 评估患者的焦虑水平。

7. 统计学方法

采用 SPSS 24.0 统计分析软件,计量资料以均数±标准差表示,采用 t 检验;计数资料以率表示,采用 Fisher 确切概率法。以 $P<0.05$ 为组间差异有统计学意义。

8. 研究结果

"NET 之家"APP 应用一年有 45 例患者注册,相较于对照组患者,干预组患者的焦虑水平下降,两组差异具有统计学意义($P<0.05$)。此外,干预组患者满意度、生活质量评分有提高的趋势,但是两组差异无统计学意义($P\geqslant0.05$)。

9. 结论

"NET 之家"APP 通过多个模块功能实现精细化、个性化护理干预,可实现对神经内分泌肿瘤患者的延续性居家护理,缓解患者焦虑情绪,提升患者自我管理能力、生活质量和治疗依从性。

【案例分析】

该研究的创新点为使用基于 APP 的智慧化护理。但由于研究资源的限制,在单个科室较难开展随机对照试验,因此作者根据入院日期的不同,将符合纳入标准的研究对象分为两组,这一研究设计方法属于半随机对照试验。

【小结】

半随机对照试验是一种介于随机对照试验和非随机对照试验之间的设计方法。在这种设计中,虽然没有完全的随机化,但仍然存在一定程度的随机性,且具有较高的灵活性和可行性,需要的研究成本相对较低。但由于半随机对照试验中的随机性不如完全随机对照试验,可能存在一些潜在的偏差,在解释试验结果时,需要考虑到设计中随机性的不足,以避免过于绝对地解释试验结果。

【课后练习】

1. 举例说明一个可能适合采用半随机对照试验设计的研究场景,并解释为什么选择这种设计方法。

2. 讨论在半随机对照试验中可能遇到的偏差,并提出尽量减少这些偏差的方法。

第三节　不对等随机对照试验

不对等随机对照试验(unequal-randomized controlled trial)是指研究者将研究对象按一定比例(通常为 2∶1 或 3∶2)随机分配入试验组或对照组。在临床研究中,当将某个新疗法与标准治疗作为对照时,由于研究对象对标准治疗的偏好,愿意参加试验组的研究对象较少,导致试验组研究对象的招募难度较大。同理,当对照组为安慰剂对照时,研究对象可能更偏好加入干预组,导致对照组较难招募到足够的研究对象。在这两类情况下,研究者为了加快试验完成进度或节约经费,可采用不对等随机对照试验的设计。与等比例的随机对照试验相比较,不对等随机对照试验的可行性更高,但检验效能相对较低。

一、基本信息

案例主题:安罗替尼治疗难治型晚期结直肠癌Ⅲ期临床研究的单中心数据分析。
课时:45 min。
教学对象:护理专业本科生。

二、教学目标

1. 了解不对等随机对照试验的背景,发展及应用。
2. 熟悉不对等随机对照试验的适用范围。
3. 掌握不对等随机对照试验的步骤。

三、教学内容

1. 知识点

不对等随机对照试验的方法步骤。

2. 重点难点

①重点:不对等随机对照试验中随机分组的设计;②难点:不对等随机对照试验的统计分析方法。

3. 教学资料

文献资料、案例分析幻灯片、《护理研究》参考书籍。

四、教学实践

(一)理论教学实践

1. 不对等随机对照试验概述

不对等随机对照试验通常在某些情况下比较适用，特别是在研究中存在一些特定的条件或限制时。例如由于伦理考虑、研究实际情况复杂、研究资源有限等因素，无法实现1∶1的随机分组，可采取不对等随机化的设计。尽管不对等随机对照试验在这些特殊情况下可以提供一种有效的研究设计方法，但需要在设计和分析过程中特别注意处理不平衡带来的偏倚，以确保结果的可靠性和解释性。在选择实验设计方法时，应根据研究问题的特点和实际情况综合考虑。

2. 不对等随机对照试验的方法步骤

不对等随机对照试验的方法步骤与随机对照试验的步骤基本相同，主要不同为随机分组的比例大小，同时要注意选择合适的统计分析方法以减少偏倚。

(1)确定研究目的和研究假设。

(2)明确研究对象。

(3)明确干预措施。

(4)明确结局指标。

(5)确定样本量。

(6)不对等随机分组。

使用随机数字表等方法获得随机化数字，然后将研究对象按一定比例(通常为2∶1或3∶2)随机分配入试验组或对照组。但需要注意的是试验组和对照组的例数不能相差过大，否则会降低检验效能，超出1∶4或4∶1比例，检验效能会明显下降。

(7)盲法。

(8)结局分析。

在不对等随机对照试验中，试验组和对照组之间存在某种不平衡。在进行统计分析时，可以考虑以下方法来处理不平衡情况：

1)倾向值匹配：计算每个个体被分配到试验组的概率，即倾向值。根据倾向值将试验组和对照组中的个体进行匹配，使得两组在倾向值上尽可能保持平衡。匹配后，可以通过比较试验组和对照组的结果来评估处理效果。

2)加权回归：在回归分析中，可以给不同个体赋予不同的权重，以纠正不平衡带来的偏倚。通过加权回归分析，可以更准确地估计试验处理的效果。

3)倾向值分析：使用倾向值来调整试验组和对照组之间的不平衡。可以通过倾向值分析来估计试验处理的效果，以控制潜在的混杂因素。

(二)科研教学实践

【案例】

杨文蔚，孙永琨，依荷芭丽·迟，等.安罗替尼治疗难治型晚期结直肠癌Ⅲ期临床研究的单中心数据分析[J].中国肿瘤临床，2022，49(1)：18-25.

1. 研究题目

安罗替尼治疗难治型晚期结直肠癌Ⅲ期临床研究的单中心数据分析。

2. 研究背景

结直肠癌是最常见的恶性肿瘤之一，其全球发病率位居全部恶性肿瘤中第三位，死亡率位居第二位。近年来，CONCUR、CORRECT、FRESCO、TERRA 等多项大型研究致力于推动瑞戈非尼、呋喹替尼、TAS-102 在中国获批适应证。在本研究设计之初，国内外仅有瑞戈非尼一种药物获得三线治疗适应证。因此，迫切需要寻找有效、低毒的药物治疗。安罗替尼是一种新型口服小分子多靶点酪氨酸激酶抑制剂，在肺癌、软组织肉瘤、甲状腺髓样癌、肾癌、肝癌等多种实体瘤中已被证实有明确疗效，然而其在晚期结直肠癌中的应用仍处于探索阶段。

3. 研究目的

分析安罗替尼三线治疗难治型晚期结直肠癌的疗效及安全性。

4. 研究对象与方法

ALTER0703 为一项多中心研究，共入组 421 例患者，采用盲法按 2：1 的比例随机分配至安罗替尼组或安慰剂组。两组患者分别接受安罗替尼和安慰剂(由正大天晴药业集团股份有限公司研制和提供)治疗，并联合最佳支持治疗。所有纳入研究的患者接受安罗替尼 12 mg/d 或安慰剂，连续口服两周，停药一周，三周为一个治疗周期，直至疾病进展或出现不可耐受的不良反应。若患者在治疗过程中发生不可耐受的不良反应，安罗替尼可依据研究方案规定减量至 10 mg/d 或 8 mg/d。若患者口服 8 mg/d 剂量时仍难以耐受，则结束治疗。本研究将中国医学科学院肿瘤医院这一单中心入组的 53 例患者进行单独分析，比较与 ALTER0703 多中心研究结果的异同。

6. 疗效评价

在治疗开始前的两周内，进行首次肿瘤评估记录基线肿瘤状态。治疗开始后，每两个周期评估一次疗效。依据 RECIST 1.1 标准评价肿瘤客观疗效，疗效分为完全缓解(complete response，CR)、部分缓解(partial response，PR)、疾病稳定(stable disease，SD)和疾病进展(progressive disease，PD)。本研究的主要终点为 OS，定义为受试者从随机分组至因任何原因导致死亡的时间。次要终点包括 PFS、ORR、DCR 及安全性。PFS 定义为患者随机分组直至疾病进展或死亡的时间。ORR 定义为 CR 和 PR 的病例数在可评价疗效患者中的百分比；DCR 定义为 CR、PR 和 SD 的病例数在可评价疗效患者中的百分比。

7. 统计学方法

采用 SAS v9.4 软件进行统计学分析。基线分析中计数资料用百分率表示，采用 χ^2 检验做组间比较。采用 Kaplan-Meier 法绘制 OS、PFS 生存曲线，行 Log-rank 检验比较两组患者生存差异，采用单因素 Cox 回归的方法计算试验组相对于对照组的风险比（HR）。亚组分析采用单因素 Cox 回归方法，辅以交互变量，比较两组的异质性。采用 χ^2 检验或 Fisher 确切概率法对两组 ORR 和 DCR 进行比较。所有的统计检验均采用双侧检验。以 $P<0.05$ 为差异具有统计学意义。

8. 研究结果

安罗替尼组与安慰剂组的中位总生存期分别为 9.37 个月和 8.23 个月；中位无进展生存期分别为 5.03 个月和 1.33 个月（$HR=0.27$，95% CI：$0.13\sim0.54$）。两组患者客观缓解率分别为 2.94% 和 0；安罗替尼组的疾病控制率显著高于安慰剂组（88.24% vs. 36.84%，$P<0.001$）。最常见的 ≥3 级安罗替尼相关不良事件为高血压（17.65%）、腹泻（8.82%）和掌跖红肿综合征（8.82%）。

9. 结论

安罗替尼作为三线药物治疗晚期结直肠癌，可改善患者无进展生存期，提升疾病控制率，且安全性良好，可为晚期结直肠癌的治疗提供新思路。

【案例分析】

本章主要以药物研发为例，阐述了不对等随机对照试验的设计。该研究以 2∶1 的比例进行分组，分组的比例较为适宜。此外，该研究纳入了多项生存指标，并采用了多种统计学方法分析结果，以提高结果的可靠性。

【小结】

不对等随机对照试验主要应用于新药疗效验证研究，特别是由于患者来源和研究经费有限时，该研究设计可以提高研究的可行性和实用性。在不对等随机对照试验中，试验组和对照组的分配仍然以随机化的方式进行，只是随机分配的比例不相等。在数据分析时，需要考虑样本量不等带来的影响，使用适当的统计方法进行调整。

【课后练习】

1. 阐述非等量随机对照试验的步骤和其在研究设计中的应用场景。
2. 比较非等量随机对照试验与等量随机对照试验的主要优缺点。

第四节　整群随机对照试验

整群随机对照试验（cluster-randomized controlled trial），是指以整个病房、医院或者社区作为随机分配单位，将其随机地分配在试验组或对照组，分别接受试验措施的研究。整群随机对照试验适用于在单个个体不宜被作为试验对象的一些情况，例如同病房内或同社区内的研究对象可能互相沾染。整群随机对照试验在设计上与一般随机对照试验类似，不同之处在于因随机分配的单位不同，导致样本量的计算和结果的分析方法有所差异，所需样本量较大。

一、基本信息

案例主题：步行运动锻炼干预对乳腺癌患者化疗相关认知障碍的影响。
课时：45 min。
教学对象：护理专业本科生。

二、教学目标

1. 了解整群随机对照试验的目的。
2. 熟悉整群随机对照试验的适用范围。
3. 掌握整群随机对照试验的概念与设计要点。

三、教学内容

1. 知识点

整群随机对照试验的步骤。

2. 重点难点

①重点：整群随机对照试验的概念；②难点：整群随机对照试验的随机分组方法。

3. 教学资料

文献资料、案例分析幻灯片、《护理研究》参考书籍。

四、教学实践

(一)理论教学实践

1. 整群随机对照试验概述

整群随机对照试验不同于多数随机对照试验以患者个体为随机分配单位,而是在某些特殊情况下,以多个个体组成的小群体作为分配单位,进行随机分组。例如,设计一种减少患癌风险的健康膳食食谱,拟与普通饮食比较,观察减少患癌风险的效果。假若一家三口人中,均被选为合格的试验对象,其中有可能 1 人分配到特殊膳食组,2 人分配到普通饮食组。在日常生活中,一家人不可能长期做两种不同膳食供用,即使做到了,沾染或干扰现象也不可避免,从而影响研究结果。显然单个体不宜作为试验的分配单位。于是,就可以一个家庭,一对夫妇,一个小组甚至一个乡镇等作为随机分配单位,将其随机地分配入试验组或对照组,分别接受相应的措施,进行研究。此类试验称为整群随机对照试验。

2. 整群随机对照试验的方法步骤

整群随机对照试验的步骤在设计上与一般的随机对照试验一样,不同之处在于因随机分配的单位不同。此外,整群随机对照试验所需的样本量相对较大。

(1)确定研究目的和研究假设。

(2)明确研究对象。

(3)明确干预措施。

(4)明确结局指标。

(5)确定样本量。

(6)整群随机分组。

确定参与试验的群组,例如学校、社区或医院等。然后将群组(注意不是个体)随机分配到试验组和对照组。通常采用随机分配方法,如简单随机抽样、分层随机化等,以确保分组是随机的。这些群组将被随机分配到试验组和对照组。

(7)盲法。

(8)结局分析。

(二)科研教学实践

【案例】

郭宇飞,蔡英杰,黄楚涵,等.步行运动锻炼干预对乳腺癌患者化疗相关认知障碍的影响[J].护理学杂志,2023,38(19):29-33.

1. 研究题目

步行运动锻炼干预对乳腺癌患者化疗相关认知障碍的影响。

2. 研究背景

化疗作为乳腺癌患者最主要的治疗方式，使患者生存率稳步上升的同时，也出现许多不良反应。化疗相关认知障碍是常见的不良反应之一。研究表明，乳腺癌患者化疗期中重度认知障碍发生率高达96.8%，其严重程度与睡眠质量紧密相关。运动锻炼成本低且易于实施，其在降低乳腺癌患者化疗相关认知障碍的支持性护理中越来越受到关注，其中步行运动锻炼干预简单、安全、重复性好，已被证明是一种管理健康人群和老年人认知障碍的保护策略。然而，步行运动锻炼对我国乳腺癌患者化疗相关认知障碍的影响尚不明确。

3. 研究目的

探讨步行运动锻炼干预对乳腺癌患者化疗相关认知障碍及睡眠质量的影响。

4. 研究对象与方法

采用便利取样，选取2022年1月至11月在大连医科大学附属第一医院进行化疗的56例乳腺癌患者作为研究对象。为避免研究对象间沾染，研究者采用抽签法将乳腺外科和肿瘤二科病房中入住的患者整群随机分为对照组和干预组，两组各28人。对照组化疗期常规教育：住院期间向患者讲明化疗药物可能会产生的不良反应，讲授乳腺癌患者康复方面的知识及相关注意事项；出院前鼓励患者居家期间多下床活动及进行上肢功能锻炼。干预组在对照组基础上实施步行运动锻炼干预。

5. 运动锻炼干预方案

包括：①组建步行研究团队：包含主治医师1名、肿瘤科护士长1名、责任护士3名，康复护理专家1名及护理硕士研究生1名。②制定步行运动锻炼方案及手册：研究团队基于2022年美国癌症协会指南、系统综述及相关文献，确定步行运动锻炼的周期、强度及运动持续时间，并编制《步行运动锻炼手册》初稿，咨询12名相关领域专家后确定终稿。手册内容包括"什么是步行运动锻炼""规律步行运动锻炼的益处""进行步行运动锻炼的注意事项""我该怎样'动起来'"。③实施干预方案：干预方案的实施依托于发放并讲解《步行运动锻炼手册》、手机计步器App、步行运动锻炼计划、多形式监督患者运动状态等。

6. 观察指标

（1）癌症治疗功能评估-认知功能量表，用于主观评估患者的认知功能，包括感知到的认知障碍、感知到的认知能力、其他人的评价以及对生命质量的影响。

（2）蒙特利尔认知评估量表，用于客观评估患者认知功能，包括视空间/执行能力、命名、注意、语言、抽象思维、延迟回忆、定向力等七个认知领域。

（3）匹兹堡睡眠质量指数量表，用于评估睡眠质量。

7. 统计学方法

采用 SPSS 25.0 软件进行独立样本 t 检验、Fisher 确切概率法、配对样本 t 检验、秩和检验，检验水准 $\alpha = 0.05$。

8. 研究结果

两组各有 26 例患者完成全程研究，干预后干预组患者主观认知得分、客观认知得分显著高于对照组，睡眠质量得分显著低于对照组（均 $P<0.05$）。

9. 结论

步行运动锻炼干预可一定程度改善乳腺癌化疗患者认知功能及睡眠质量。

【案例分析】

该研究的创新点是基于指南、文献综述、专家函询等循证证据较为系统地制订了步行运动锻炼干预的方案，具有较强的参考性。此外，该研究的报告中声明使用了"抽签法"将研究对象进行整群随机分组。可能受到篇幅限制的原因，作者未能在研究中详细阐述群组的随机分配方法，例如以"科室"为随机分配的群组，还是以"病房"为随机分配的群组。未来的研究报告中，可以参照 CONSORT 清单，更为科学详尽地报告整群随机的分组方法。

【小结】

整群随机对照试验是将研究对象按照自然存在的群体（如学校、社区、工作单位等）进行分组，而不是将个体随机分配到试验组或对照组，适用于那些难以或不适合对个体进行随机分配的研究。整群随机分组可以减少干扰因素和污染效应，此外，当整个群体作为一个单位参与研究时，更容易获得群体成员和组织领导的合作和配合。

【课后练习】

1. 设计一个简单的整群随机对照试验，包括选择群体单位、随机分组方式、实施干预措施、数据收集和分析方法。

2. 讨论在整群随机对照试验中可能遇到的挑战，以及如何克服这些挑战。

第三章
类实验性研究

类实验性研究(quasi-experimental study)也称半实验研究，是指缺乏随机对照或无对照组的实验研究。类实验性研究的干预在前，效应在后，属于前瞻性研究。类实验性研究对因果关系论述不如实验性研究可信，但也具有一定参考价值，且在自然情景下更有开展研究的可行性和实用性。常用的类实验性研究包括不对等对照组设计、自身前后对照设计及时间连续性设计等。

第一节　不对等对照组设计研究

不对等对照组设计研究(nonequivalent control group design)是一种在无法进行随机分配的情况下使用的准实验设计方法。研究对象的分组是研究者根据研究对象的特征和有关因素人为地将其分为试验组和对照组，在特定时间内，两组接受不同的干预措施，干预后比较两组的效果。不对等对照组设计包括不对等对照组前-后对照设计(nonequivalent control group pretest-posttest design)与不对等对照组仅后测对照设计(nonequivalent control group posttest-only design)。不对等对照组设计研究通常用于自然实验或现场研究。

不对等对照组设计属于前瞻性研究，通常用于比较不同干预措施的效果。研究对象的非随机化分组，可能导致试验组与对照组之间在干预前即处于不同的基线状态，缺乏可比性。在研究过程中难以采用盲法评价试验结果，导致许多已知或未知的干扰变量影响测量结果的真实性。受限于真实护理情景中，例如外科手术、抢救急重症患者或选用贵重药品等，不适宜做随机对照试验。因此，只能根据具体情况将患者分别纳入试验组和对照组，其研究结果的论证强度不及随机对照试验。但在尚无随机对照试验结果的条件下，样本量较大的不对等对照组设计研究仍有一定参考价值。不过在分析和评价研究结果的价值及意义时，应持谨慎的科学态度。

一、基本信息

案例主题：赋能心理干预对肺炎患儿遵医行为和自护能力的影响。

课时：45 min。

教学对象：护理专业本科生。

二、教学目标

1. 了解不对等对照中常见的偏倚及控制方法。
2. 熟悉不对等对照科研设计的数据统计分析及优缺点。
3. 掌握不对等对照组的相关概念及设计原理。

三、教学内容

1. 知识点

不对等对照组的设计原理，不对等对照科研设计的数据统计分析及优缺点。

2. 重点难点

①重点：不对等对照的研究设计原理；②难点：不对等对照的实施过程。

3. 教学资料

肺炎患儿病历、各类检查与检验结果、病例分析讨论幻灯片、《儿科护理学》、《护理研究》等参考书籍。

四、教学实践

（一）理论教学实践

1. 学习通联合 CBL（Case-Based Learning）线上教学

①课前预习：要求护生通过学习通平台学习关于小儿肺炎的相关案例及课件，熟悉不对等对照研究的设计原理；②线上讨论：护生对不对等对照组研究设计的相关案例开展小组讨论，针对护生提出的疑点及难点在后台进行记录；③课前预测：护生在学习通平台完成课前测试，老师在线下课堂进行指导、点评。

2. 多媒体线下教学

运用幻灯片及视频就不对等对照组科研设计的相关知识进行授课，引导护生对疑难知识点进行理解和运用。

(二)科研教学实践

【案例】

王春苗,饶婷.赋能心理干预对肺炎患儿遵医行为和自护能力的影响[J].中国健康心理学杂志,2023,31(9):1348-1353.

1.研究题目

赋能心理干预对肺炎患儿遵医行为和自护能力的影响。

2.研究背景

肺炎是儿科常见肺部疾病,多由细菌、病毒等病原体导致,主要表现为咳嗽、发热、咳痰等。小儿肺炎一年四季均容易发生,儿童肺炎具有一定感染性,且发病急、进展快,严重影响儿童生长发育,给患儿家庭及社会带来沉重负担;若未得到及时有效的治疗,伴随病情发展,可累及多个器官,也是我国5岁以下儿童死亡的主要原因。临床常采取平喘、化痰、镇咳及抗感染治疗。研究发现,肺炎治疗的同时给予有效的干预可提升治疗效果,儿童群体的特殊性导致对临床干预工作提出了更高的要求。赋能心理干预是心理学、教育学理念与医学领域的结合,强调心理因素在疾病发生发展中的主观性,纠正患者对疾病的错误认知,形成应对疾病的正确心态。相比于常规干预,更注重患者心理感受,可改善患者对外部世界的激惹状态,促进患者康复。

3.研究目的

探讨赋能心理干预对肺炎患儿遵医行为和自护能力的影响。

4.研究方法

选取2021年1月—2022年1月某院收治的90例肺炎患儿为研究对象,按照入院先后分为对照组和观察组,每组各45例。对照组采取常规护理干预,观察组在此基础上采取赋能心理干预,对比两组患儿临床症状消失时间和肺功能指标,干预后遵医行为,干预前后自护能力、负性情绪和生活质量。

5.研究参与者

赋能干预小组:小组成员主要包括主治医师(1名)、主管护师(1名)、护士(2名)、护士长(1名)、心理咨询师(1名),所有成员均集中学习"赋能理论"及肺炎患儿心理干预相关知识,包括干预方式、干预理念等,掌握该干预方式的应用;结合科室现有干预措施的不足及肺炎患儿心理特征,初步制定赋能心理干预方案框架。

6.资料收集方式

采用问卷法及生物医学测量法进行资料收集。

（1）症状消失时间：对比两组患儿干预后咳嗽、发热、肺部湿啰音症状消失时间、住院时间。

（2）肺功能指标：采用肺功能仪（德国耶格）对所有患儿干预前后进行肺功能检查。

（3）遵医行为：采用医院自制遵医行为问卷调查表评估两组患儿遵医行为。

（4）自护能力：两组患儿干预前、干预后自护能力采用自我护理能力量表进行评定。

（5）负性情绪和生活质量：分别采用儿童焦虑型情绪障碍筛查表和儿童生命质量量表评估两组患儿干预前、干预后负性情绪和生活质量。

7. 资料的整理与分析

采用 SPSS 20.0 软件分析数据，计量资料采用均数±标准差描述，组间比较采用两独立样本 t 检验、组内干预前后比较采用配对 t 检验；计数资料用例数与百分比描述，组间比较采用 χ^2 检验；以 $P<0.05$ 为差异有统计学意义。

8. 研究结果

观察组咳嗽、发热、肺部湿啰音症状消失时间及住院时间均短于对照组（$P<0.05$）；干预后，两组患儿肺功能均升高，且观察组均高于对照组（$P<0.05$）；观察组遵医率高于对照组（$P<0.05$）；干预后，观察组自我概念、健康知识水平、自我护理技能、自我护理责任感及自我护理能力量表（exercise of self-care agency scale, ESCA）总分均高于干预前，且均高于对照组（$P<0.05$）；干预后，两组儿童焦虑型情绪障碍筛查表（the screen for child anxiety related emotional disorders, SCAERD）评分均降低（$P<0.05$），且观察组低于对照组（$P<0.05$）；两组生活质量量表各维度评分均升高，且观察组均高于对照组（$P<0.05$）。

9. 结论

对肺炎患儿采用赋能心理干预效果显著，可促进患儿各项症状恢复，改善肺功能和负性情绪，提高遵医嘱行为、自护能力和生活质量。

【案例分析】

本节阐述"赋能心理干预对肺炎患儿遵医行为和自护能力的影响"，详细介绍了不对等对照的研究设计及开展流程，为护理本科生理解不对等对照的研究设计原理提供参考。

【小结】

与随机对照试验相比，不对等对照组设计不需要完全随机分组，但其可比性和控制变量的控制可能较差。不对等对照试验混杂和偏倚的控制较为困难，由于对研究对象的分组存在人为因素，常造成不同组的研究对象在试验前处于不同的基线状态。因此，研究设计时对照组也需要按可比的原则进行选择，必要时，对一些特征进行匹配，以此缩小选择性及测量性偏倚。

【课后练习】

1. 简述不对等对照组设计原理。

2. 四人为一组设计一篇以"肺炎患者"为研究对象的不对等对照的实施方案。

第二节 自身前后对照设计研究

自身前后对照设计研究是一种特殊的临床试验设计方法，主要用于评估某种措施或治疗方法的效果。其主要特点是研究对象在前后两个阶段接受不同的处理措施，并对这些措施的效果进行比较分析。这种设计不需要平行的对照组，而是通过比较单一组受试者在不同时间点的结果来进行分析。研究对象通常是同一病例，在前、后两个阶段接受不同的处理措施或干预。例如，在一个关于血红蛋白含量的研究中，在每名患者治疗前和治疗后都进行了测量，以评估某种干预对血红蛋白含量的影响。

自身前后对照研究可以分为两种类型：配对型和时间序贯型。配对型设计是指每个受试者在前后两个阶段都参与研究，而时间序贯型设计则是在前一阶段结束后，继续观察一定时间，以评估长期效果。自身前后对照研究的优势在于能够控制不随时间变化的混杂因素，但它不能控制随暴露时间变化的影响因素。这种研究设计适用于慢性病或慢性复发性疾病的研究。

在实施自身前后对照研究时，研究者需要确保在前后两个阶段的测量具有一致性和可比性。此外，研究设计应包括明确的干预措施和测量指标，以及详细的数据记录和分析方法。

一、基本信息

案例主题：基于计划行为理论的戒烟干预在社区慢性阻塞性肺疾病患者中的应用。
课时：45 min。
教学对象：护理专业本科生。

二、教学目标

1. 了解自身前后对照中常见偏倚及控制方法。
2. 熟悉自身前后对照的使用范围及优缺点。
3. 掌握自身前后对照的设计原理。

三、教学内容

1.知识点

自身前后对照的设计原理，使用范围及优缺点。

2. 重点难点

①重点：自身前后对照的设计原理；②难点：自身前后对照的实施过程。

3. 教学资料

慢性阻塞性肺疾病患者病历、各类检查与检验结果、病例分析讨论幻灯片、《护理研究》等参考书籍。

四、教学实践

（一）理论教学实践

1. 学习通联合 CBL 线上教学

①课前预习：要求护生通过学习通平台学习关于慢性阻塞性肺疾病的相关案例及自身前后对照的课件，熟悉慢性阻塞性肺疾病患者的疾病特点及自身前后对照研究的设计原理；②线上讨论：护生对自身前后对照研究设计的相关案例开展小组讨论，针对护生提出的疑点及难点在后台进行记录；③课前预测：护生在学习通平台完成课前测试，老师在线下课堂进行指导、点评。

2. 多媒体线下教学

运用幻灯片、视频和动画就自身前后对照科研设计的相关知识进行授课，引导护生对疑难知识点进行理解和运用。

（二）科研教学实践

【案例】

向邱，曾红兵，余飞，等.基于计划行为理论的戒烟干预在社区慢性阻塞性肺疾病患者中的应用[J].护理管理杂志，2022，22(12)：853-857+867.

1. 研究题目

基于计划行为理论的戒烟干预在社区慢性阻塞性肺疾病患者中的应用。

2. 研究背景

慢性阻塞性肺疾病（chronic obstructive pulmonary disease，COPD）是临床上常见的呼吸系统疾病，全球患病率和死亡率居高不下。2018 年中国肺部健康研究结果显示，我国 20 岁以上人群 COPD 患病率为 8.6%，40 岁以上人群患病率高达 13.7%，60~69 岁为 21.2%，70 岁及以上老年人的患病率高达 35.5%。吸烟是目前最常见的导致 COPD 的危险因素，戒烟是延缓肺功能下降与 COPD 进展的重要干预措施。慢性阻塞性肺疾病全球倡议及国内相关指南中均明确指出戒烟干预是 COPD 患者干预与管理的重要内容。计划行为理论由 Ajzen 提出，该理论认为个体行为主要受个体的行为意向影响，包括态度、主观规范、知觉行为控制三个部分。态度指对行为的正面或负面评价与体验；主观规范指采取行为所感受到的社会压力；知觉行为控制指对行为的自我效能与控制。已有研究将计划行为理论应用于健康行为管理，取得较好效果。

3. 研究目的

探讨基于计划行为理论在社区慢性阻塞性肺疾病吸烟患者戒烟干预中的应用效果。

4. 研究方法

采用自身前后对照研究设计，便利选取 2019 年 12 月至 2020 年 12 月一家社区卫生服务中心及四个行政村招募的 130 例慢性阻塞性肺疾病吸烟患者为研究对象，实施以计划行为理论为框架的戒烟干预，包括患者戒烟行为态度、戒烟主观规范、戒烟知觉行为控制三个部分。在干预前后评价患者的戒烟率、烟草依赖程度及健康素养水平。

5. 研究参与者

工作小组由呼吸专科主任、专科护士长牵头，包括 2 名呼吸专科医师、1 名戒烟医师、2 名肺功能技师、1 名呼吸慢病管理专职护士及 6 名研究生。呼吸专科医师主要负责 COPD 的治疗指导、教育及咨询；戒烟医师负责依据患者吸烟状况进行一对一的个体化劝诫、戒烟咨询，并提供戒烟帮助；肺功能技师负责完成参与患者的肺功能检查；呼吸慢病管理专职护士负责建立患者戒烟档案及强化戒烟干预，包括戒烟随访，对参与患者、家属进行 COPD 及烟草依赖相关知识的宣教，全程动态关注患者戒烟情况，提供戒烟咨询，及时与戒烟医师、呼吸专科医师沟通并协调解决患者戒烟过程中的困难和问题，对患者遇到的用药及并发症等健康问题给予持续指导；研究生负责问卷调查，完成相关资料的收集。

6. 资料收集方式

采用问卷法及观察法进行资料收集。

（1）戒烟情况：根据相关研究定义戒烟率，戒烟包括尝试戒烟和成功戒烟，尝试戒烟指现在吸烟者自述以前有戒烟的愿望且付诸行动；成功戒烟指自我报告停止吸烟大于或等于三个月。

（2）烟草依赖程度：采用法式烟草依赖评估量表测评。

（3）COPD 健康素养量表：采用田纳西州大学临床药学系编制的 COPD 健康素养量表评估患者的健康素养水平。

7. 资料的整理与分析

应用 SPSS 25.0 统计软件包进行统计分析。计数资料以例数、百分比描述，干预前后比较采用 χ^2 检验或 Fisher 精确概率法。不符合正态分布的计量资料以 $M(P_{25}, P_{75})$ 描述，干预前后比较采用 Wilcoxon 秩和检验。

8. 研究结果

干预后患者尝试戒烟率和成功戒烟率明显提升，烟草依赖程度评估量表得分明显降低，健康素养量表得分显著高于干预前，差异均具有统计学意义（$P<0.05$）。

9. 结论

基于计划行为理论的戒烟干预可有效提高社区慢性阻塞性肺疾病吸烟患者的戒烟率，降低患者的烟草依赖程度，有助于提升其健康素养水平。

【案例分析】

本节阐述"基于计划行为理论的戒烟干预在社区慢性阻塞性肺疾病患者中的应用"，详细介绍了自身前后对照的研究设计及开展流程，为护理本科生理解不对等对照的研究设计原理提供参考。

【小结】

1. 在自身前后对照研究设计中，受试者以自身为对照，可以消除个体差异，减少样本量，节约时间和成本，还可减少自愿者偏倚及研究人员意愿偏倚。
2. 此试验的应用范围有限，较适合慢性疾病。

【课后练习】

1. 简述自身前后对照设计的特点。
2. 四人为一组设计一篇以"COPD 患者"为研究对象的自身前后对照的研究方案。

第三节 时间连续性设计研究

　　时间连续性设计研究是一种在临床和医学研究中常用的方法，主要用于评估新治疗方法的效果。时间连续性设计研究中试验组与对照组是不同时期的病例，在前、后两个阶段接受不同的处理措施。在护理研究中，一般将干预方案实施前某一时期的一组病例设为对照组，干预方案实施后某一时期的另一组病例设为试验组。这种研究设计通过比较不同时间点或不同群体之间的数据来进行。具体来说，它通常涉及将现时接受某种干预措施的患者群与过去未接受该干预措施的患者群进行比较，以此来评估该干预措施的疗效。

　　时间连续性设计研究的优势在于能够利用已有的数据资源，这在资源有限的情况下尤为重要。然而这种方法也存在一些局限性。首先，由于研究的时间跨度较长，不同研究间可能存在设计和实施上的差异，如使用的诊断标准、治疗方法等，这可能影响结果的可比性。其次，时间连续性设计研究往往不能完全排除混杂因素的影响，因为参与者的人口统计学特征、基线状态等可能在不同时间段有所不同。

　　在实际操作中，为了提高时间连续性设计研究的质量和可靠性，研究者需要尽量确保两组患者在背景特征上的一致性，并采用相同的抽样方法。此外，研究者还可以通过调整样本特征，使现实组与历史组在关键变量上一致，从而减少偏倚。时间连续性设计研究是一种在特定条件下具有应用价值的研究设计，但对其结果的解释需要谨慎，需要考虑到潜在的时间相关性和其他混杂因素的影响。在使用这种研究设计时，合理的设计和严格的数据分析是确保研究结果有效性的关键。

一、基本信息

案例主题：以护士为主导的早期活动方案在机械通气患者中的应用研究。
课时：45 min。
教学对象：护理专业本科生。

二、教学目标

1. 了解时间连续性设计研究的常见偏倚及控制方法。
2. 熟悉时间连续性设计研究的应用范围及优缺点。
3. 掌握时间连续性设计研究的设计原理。

三、教学内容

1.知识点

时间连续性设计研究的设计原理，使用范围及优缺点。

2.重点难点

①重点：时间连续性设计研究的设计原理；②难点：时间连续性设计研究的实施过程。

3.教学资料

机械通气患者病历、各类检查与检验结果、病例分析讨论幻灯片、《护理研究》等参考书籍。

四、教学实践

（一）理论教学实践

1.学习通联合 CBL 线上教学

①课前预习：要求护生通过学习通平台学习关于机械通气患者的相关案例及时间连续性设计研究的课件，熟悉机械通气患者的疾病特点及时间连续性设计研究的设计原理；②线上讨论：护生对时间连续性设计研究的相关案例开展小组讨论，针对护生提出的疑点及难点在后台进行记录；③课前预测：护生在学习通平台完成课前测试，老师在线下课堂进行指导、点评。

2.多媒体线下教学

运用幻灯片、视频和动画就时间连续性设计研究的相关知识进行授课，引导护生对疑难知识点进行理解和运用。

（二）科研教学实践

【案例】

魏丽丽，韩斌如.以护士为主导的早期活动方案在机械通气患者中的应用研究［J］.中华护理杂志，2019，54（12）：1765-1770.

1.研究题目

以护士为主导的早期活动方案在机械通气患者中的应用研究。

2. 研究背景

由于神经系统重症患者疾病的危重性及复杂性，机械通气已成为其救治过程中不可缺少的一种方法。美国 ICU 患者中需要接受机械通气治疗者约占 40%，其中至少 30% 的患者需要长时间机械通气。机械通气患者由于长期制动及卧床，往往诱发或加重生理及心理并发症，从而降低 ICU 幸存者的健康相关生活质量。神经系统重症疾病机械通气患者存在限制活动的多种因素，如镇静镇痛治疗、制动患者置身于各种仪器设备之中等，为了尽可能避免出现氧耗增加以及过度活动给患者带来的伤害，医生往往建议患者卧床休息。患者一旦长期卧床，会对身体产生不利影响，如出现神经肌肉功能障碍、呼吸机相关性肺炎、下肢深静脉血栓等，严重影响其早期康复及生活质量。现有循证医学证据指出 ICU 患者进行包括行走在内的活动是安全可行的，但目前国内外开展得并不广泛。

3. 研究目的

分析以护士为主导的早期活动方案在神经系统重症疾病机械通气患者中应用的安全性、依从性及效果。

4. 研究方法

选取 2019 年 1 月至 3 月某三级甲等医院 ICU 收治的 158 例患者作为试验组，实施以护士为主导的早期活动方案；选取 2018 年 10 月~12 月收治的神经系统重症疾病机械通气患者 147 例作为对照组，给予机械通气常规护理。观察试验组患者的安全性及依从性，比较两组患者恢复情况及并发症发生率。

5. 研究参与者

研究成员由 ICU 主任、医生、护士、康复治疗师、营养师、药剂师组成，其中护士长担任组长。在该团队中各学科职责明确，分工合作。制订多学科合作的相关管理制度，包括团队成员管理制度，为机械通气患者实施以护士为主导的早期活动方案的有效运作提供有力保障。

6. 资料收集方式

采用问卷法及生物医学测量法进行资料收集。由经过培训的护士于患者住院期间进行数据收集，内容包括：①患者一般人口学资料和临床资料；②实施过程中颅内压、平均动脉压、心率、血氧饱和度指标变化；③患者完全依从、部分依从和完全不依从的例数；④临床恢复情况收集表；⑤呼吸机相关性肺炎、ICU 谵妄以及下肢深静脉血栓发生情况。

7. 资料的整理与分析

采用 SPSS 22.0 软件进行统计分析，采用频数、均数±标准差进行统计描述；统计推断时计量资料采用 t 检验，计数资料采用 χ^2 检验。以 $P<0.05$ 为差异有统计学意义。

8. 研究结果

试验组运动前(5 min、10 min),运动中(5 min、10 min)以及运动后(5 min、10 min)颅内压、心率、血氧饱和度变化差异无统计学意义($P>0.05$),平均动脉压变化差异有统计学意义($P<0.05$)。试验组依从性为98.1%,对照组的依从性为74.8%,两组比较,差异具有统计学意义($P<0.05$)。试验组机械通气时间、ICU住院时间、整体住院时间明显低于对照组($P<0.05$),出院日常生活能力评分明显高于对照组($P<0.05$)。试验组呼吸机相关性肺炎、下肢深静脉血栓发生率明显低于对照组($P<0.05$),两组ICU谵妄发生率差异无统计学意义($P>0.05$)。

9. 结论

对神经系统重症疾病机械通气患者实施以护士为主导的早期活动方案具有较高的安全性及依从性,能够改善患者的恢复状况,减少并发症的发生,促进患者早期康复。

【案例分析】

本节阐述"以护士为主导的早期活动方案在机械通气患者中的应用研究",详细介绍了时间连续性设计研究的研究设计及开展流程。该案例可以为护理本科生提供一个关于时间连续性设计研究原理的参考模型,帮助他们更好地理解和应用这一研究设计方法。

【小结】

1. 时间连续性设计研究是一种护理研究方法,通过比较不同时间、地点或情境下的数据或案例,以揭示历史发展的规律和趋势。这种方法在多个学科中都有应用,包括社会科学、心理学、医学等。

2. 时间连续性设计研究也面临一些挑战和限制。其研究结果的有效性往往取决于所选对照的适当性和代表性,不恰当的对照可能导致错误的结论。

3. 总结来说,时间连续性设计研究可以帮助我们从不同的角度和层次上理解复杂的现象。但是,进行这类研究时需要谨慎处理数据和选择对照,以确保研究结果的准确性和可靠性。同时,对于研究方法本身的批判性思考也是必不可少的,这有助于我们更全面地理解科研发展的多维度特征。

【课后练习】

1. 简述时间连续性设计研究的特点。
2. 四人为一组设计一篇以"机械通气患者"为研究对象的时间连续性设计的研究方案。

第四章
非实验性研究

非实验性研究(non-experimental study)是指对研究对象不施加任何护理干预和处理的研究方法。该类研究通常在完全自然的状态下进行,适合在对研究问题知之甚少或研究问题情况复杂时选择。

非实验性研究是实验性研究的重要基础,为实验性研究提供线索,然后可通过实验性研究进行验证。非实验性研究的结果可用于描述和比较各种观察指标,包括描述性研究、相关性研究和比较研究。

第一节　横断面研究

横断面研究(cross-sectional study)指在特定的时间内,即在某一时点或短时间内,通过普查或抽样调查的方法,对特定人群中的有关因素与疾病或者健康状况的关系进行调查,从而描述这一时间段内的疾病分布以及观察某些因素与疾病之间的关系。该研究是观察性流行病学研究中使用最为广泛的方法。由于所获得的资料是对某一特定人群在某一特定时间上收集的,就像时间的一个横断面,故称为横断面研究,又称现况研究或现患率研究(prevalence study)。横断面研究简单易操作,短时间内就能收集足够的样本量,但无法了解动态变化趋势。本章节以消化内科具有代表性的"结肠镜检查"为基础,结合肠道准备相关内容为例,指导学生如何将"横断面研究"方法运用于临床护理科研实践中。

一、基本信息

案例主题:肠道准备相关影响因素
课时:45 min。
教学对象:护理专业本科生。

二、教学目标

1. 了解横断面研究的概念、意义。
2. 熟悉横断面研究的适用范围。
3. 掌握横断面研究的设计要点。

三、教学内容

1. 知识点

横断面研究的设计要点。

2. 重点难点

①重点：明确研究目的和研究类型、选择合适的抽样方法；②难点：明确研究目的和研究类型、做好质量控制工作。

3. 教学资料

文献资料、案例分析幻灯片、《护理学研究方法》参考书籍。

四、教学实践

(一)理论教学实践

横断面研究的设计步骤：明确研究目的和研究类型。这是研究方案设计的重要步骤，在开展横断面研究前，须明确研究的目的和类型。

1. 确定研究对象

具体的研究对象以先前设定的研究目的和研究类型为根据。在开展抽样调查前，应先明确研究对象的目标总体是什么，然后再确定具体的抽样方法和样本量大小等。抽样调查应遵循基本原则，且所调查的人群要具有代表性。

2. 选择合适的抽样方法

常用的抽样方法包括非随机抽样和随机抽样。随机抽样(random sampling)法也称为概率抽样法，是保证总体中每一个部分都有同等机会被抽中作为调查对象，抽样过程必须遵循随机化原则，才能获得较好的代表性样本。常用的随机抽样方法有简单随机抽样、系统抽样、分层抽样、整群抽样和多阶段抽样。一般在样本含量足够大，数据收集可靠且分析正确的情况下，样本结论可以推断到目标总体人群。非随机抽样(non-random sampling)也称为非概率抽样法，是指抽样时研究者不遵循随机原则，而是根据自己的主观经验或其他条件来抽取样本的一种抽样方法。常用的非随机抽样方法有立意抽样、偶遇抽样、滚雪球抽样等。在开展调查研究时，应优先考虑采用随机抽样方法。如果目标总体无法确定或目标人群为隐蔽人群时（如吸毒人群、性服务者等），通常采用非随机抽样的方法选择调查对象。

3. 确定资料采集方法

在此阶段中，要报告资料收集过程中采用了哪些措施，保证调查者在资料收集过程中始终一致，避免资料收集方式的变化导致信息偏倚，这是保证结果真实、可靠的有效方法。横断面研究数据采集的主要方式包括三大类：通过测量或检查的方法获取、调查问卷形式及通过健康信息系统摘录相关信息。须注意的是，在资料收集过程中，要对疾病或某种健康状态按已明确规定好的诊断标准，将全部调查对象进行分组归类，并做到明确和统一。同时，在横断面调查正式开始前，应认真选择调查员，确保调查员对科研有严谨的态度和高度的责任心，严格培训调查员，并对其进行监督和质量控制，做到同质化培训，统一调查程序和方法，通过开展预调查检验调查问卷的质量和对调查员培训效果进行评估。

4. 常见偏倚和质量控制

研究的各个环节都可能出现偏倚，这些偏倚包括选择性偏倚、信息偏倚和混杂偏倚。为了减少和控制偏倚，需要在研究的各个环节中加以控制。要重点做好以下几个方面：①坚持执行随机化原则，研究对象的选取严格按照抽样设计方案；②做好解释沟通工作，提高研究对象的依从性和应答率；③选择正确的测量工具和检测方法，并进行统一校对；④做好数据收集工作，并进行同质化培训；⑤须对收集到的资料反复查对及双人复核，保证数据质量；⑥选择正确的统计分析方法，注意辨析混杂因素及其影响。

5. 资料的统计分析

横断面研究的统计分析主要包括统计学描述和统计学推断。横断面研究所获得的资料，首先在数据分析前应认真仔细检查与核对原始数据，检查原始数据的准确性和完整性、填补缺漏、删除重复的数据、纠正错误数据等。然后，根据研究目的，描述研究对象疾病或健康状况的"三间分布"情况，也可以按照是否暴露于研究因素进行分组，进而开展有对照组的比较分析。

（二）科研教学实践

【案例】

袁媛，王亚培，吉慧聪. 门诊结肠镜检查患者肠道准备合格情况的影响因素分析[J]. 中华现代护理杂志，2022，28（34）：4793-4796.

1. 研究题目

门诊结肠镜检查患者肠道准备合格情况的影响因素分析。

2. 研究背景

结肠镜检查是临床用于诊断肠道疾病的常用检测方式,同时还能够用于部分肠道疾病的治疗。结肠镜检查前需要进行肠道准备,肠道准备效果能够影响是否成功行结肠镜,并影响检查质量。目前影响结肠镜肠道准备合格率的因素众多,但多数研究结果并不一致。

3. 研究目的

探讨门诊结肠镜检查患者肠道准备合格情况的影响因素。

4. 研究方法

采用便利抽样法,选取 2020 年 1 月至 2021 年 5 月在郑州大学第一附属医院进行结肠镜检查的 293 例门诊患者为研究对象,采用自行设计的调查问卷进行相关资料的收集。根据患者肠道准备情况将患者分为合格组($n=223$)与不合格组($n=70$)。采用单因素分析探讨门诊结肠镜检查患者肠道准备合格情况的影响因素。

5. 资料收集方式

采用面对面调查方式,调查前向患者介绍本研究的目的及意义,同时介绍填写时的注意事项,患者填写问卷过程中出现疑问由护士进行指导,患者填写完成后当场收回。

6. 研究结果

合格组与不合格组患者在性别、体重指数、文化程度、饮酒、吸烟、糖尿病史、高血压史、腹部手术史方面比较,差异均无统计学意义($P>0.05$)。两组在年龄、既往结肠镜检查次数、准备耐受情况、口服泻药间隔时间、便秘情况方面比较,差异均有统计学意义($P<0.05$)。

7. 结论

年龄、既往结肠镜检查次数、准备耐受情况、口服泻药间隔时间及便秘情况是门诊结肠镜检查患者肠道准备合格情况的影响因素,临床应针对不同特征患者给予相应的干预措施。

【案例分析】

1. 研究设计亮点

该研究采用横断面调查研究,容易实施,科学性较强,通过回顾文献自行设计患者一般资料调查问卷。

在统计学分析中,计量资料组间比较采用 t 检验,计数资料组间比较采用了 χ^2 检验,随后采用了单因素分析探讨肠道准备的合格情况的影响因素。

结果显示,年龄、既往结肠镜检查次数、准备耐受情况、口服泻药间隔时间及便秘情况是门诊结肠镜检查患者肠道准备合格情况的影响因素。

2. 局限性

(1)纳入的影响因素有限,忽略了患者服药及饮食依从性、结肠镜检查前等待时间等。

(2)样本量较小,未来需扩大样本量,实现多中心调查。

3. 应用价值

该研究对结肠镜检查患者肠道准备合格情况进行了调查,并分析了肠道准备质量的影响因素,为护理人员制定预防措施,提高患者肠道准备质量提供依据。

【小结】

1. 横断面研究的步骤包括明确研究目的和研究类型、确定研究对象、选择合适的抽样方法、确定资料采集方法、常见偏倚及质量控制、资料的统计分析。

2. 横断面研究的目的是描述疾病或健康状况、某些因素或特征与疾病的关联及为制定预防措施提供依据。明确研究目的能够帮助研究者快速有效地对横断面研究资料进行分析与处理,促进横断面分析过程的规范性,并提高该类研究报告的质量。

【课后练习】

1. 简述横断面研究报告的要点。

2. 两人一组分析一篇横断面研究论文,对其写作框架和质量控制部分进行详细分析、学习和讨论。

第二节 纵向研究

纵向研究(longitudinal study),也称随访研究,是对特定人群进行定期随访,观察疾病、健康状况和某些特征在该人群及个体中的变化和发展,即在不同时点对同一人群或同一个体进行重复测量的综合研究。纵向研究能够了解某些特征的发展趋势与结局,展现自变量与因变量之间的时间先后顺序,有利于在不同的阶段采取针对性措施,从结果上看比横断面研究更有说服力。但该类研究比较花费时间、经费和人力,时效性差,存在失访等问题,且重复测量可能造成研究对象的不配合或疲劳。本章节以具有代表性的"大肠癌"为基础,结合家庭照顾者负担影响因素为例,指导学生如何将"纵向研究"方法运用于临床护理科研实践中。

一、基本信息

案例主题:大肠癌患者及其家庭照顾者照顾负担的影响。
课时:45 min。
教学对象:护理专业本科生。

二、教学目标

1. 了解纵向研究的概念、意义。
2. 熟悉纵向研究的适用范围。
3. 掌握纵向研究的设计和实施要点。

三、教学内容

1. 知识点

纵向研究的设计和实施要点。

2. 重点难点

①重点:确定研究对象的资料收集方法、地点和时间,确认研究对象的可重复测量;
②难点:跨区域研究对象的同质性管理。

3. 教学资料

文献资料、案例分析幻灯片、《护理学研究方法》参考书籍。

四、教学实践

（一）理论教学实践

纵向研究的设计步骤如下。

（1）确定是否适用于纵向研究方法

如果需要对研究对象进行动态评估，需要观察一个或多个变量在不同时点的数据变化或病因分析，那么可以考虑选用纵向研究。

（2）确定研究范围和分析单位

因为纵向研究的研究跟踪对象是同一个或同一批，所以需要在调查之前确定研究对象的纳排标准和获取数据的分析单位等。

（3）确定数据收集的方法和次数

不同的研究任务收集数据的方法和次数各有不同。在收集数据的过程中要根据数据的特征决定采用何种方法，可以是定性分析，也可以是定量分析。通常采用的数据收集方法有访谈法、调查分析法等。

（4）分析数据、得出结论

此阶段是纵向研究的关键步骤。在进行数据分析时，要合理选用所获得的数据内容及统计学方法。根据研究目的及假设选用数据内容。在数据分析方法中要根据具体问题选择具体的方法，且可以充分利用纵向研究的框架性优势进行分析。在这一过程中要尤其注意按事件发生的顺序进行分析。

（二）科研教学实践

【案例】

王璟，岳树锦，张润节，等. 大肠癌患者家庭照顾者因素对其照顾负担影响的纵向研究[J]. 中国护理管理，2021，21（8）：1250-1256.

1. 研究题目

大肠癌患者家庭照顾者因素对其照顾负担影响的纵向研究。

2. 研究背景

大肠癌全球发病率居于第三位，病死率居于第二位。与其他癌症患者相比，大肠癌患者住院时间短，居家时间较长且患者从确诊到回归社会是一个长期且负担繁重的过程，在此期间，承担主要照顾任务的是其家庭照顾者。长期复杂的照护工作会引发一系列照顾负担，包括生理负担、心理负担、社会负担以及经济负担。照顾负担不仅对照顾者的生理、心理、社会等方面产生一定的危害，同样会影响患者的身心状态。照顾负担是一个动态的多维过程，其性质及水平取决于照顾者如何处理患者不同阶段的照护需求。为了向照顾者提供更具针对性及有效的支持,有必要就大肠癌患者家庭照顾者自身因素对其照顾负担的影响进行纵向研究。

3. 研究目的

分析大肠癌患者家庭照顾者在患者术后、化疗中期、化疗结束及化疗结束后 3 个月各时段照顾负担的水平变化情况。

4. 研究方法

本研究采用纵向研究设计,通过便利抽样在北京市、内蒙古自治区、河北省、河南省、江苏省的 7 家三级甲等医院,对 2019 年 1—12 月的 185 名大肠癌患者家庭照顾者在四个时间点采用一般自我效能量表、社会支持量表、照顾者照顾能力量表、简易应对方式量表及照顾者反应评估量表进行问卷调查。

5. 资料收集方式

本研究选取大肠癌患者手术后(T1)、化疗中期(T2)、化疗结束(T3)及化疗结束后 3 个月(T4)四个时间点。以大肠癌患者手术后(手术后返回病房 2 天内)为时间起点,对其家庭照顾者进行第一次问卷评估,问卷填写前使用统一的指导语,采用现场填写并回收的方式收集资料。在患者化疗中期、化疗结束及化疗结束后 3 个月,由研究团队在门诊、病房现场回收问卷,通过电话、邮寄问卷等方式进行随访,其间若有患者中途退出,问卷则视为无效。为保证信息的正确性、完整性,研究者第一时间对问卷进行初筛,并通过电话随访对有疑问的部分进行确认。

6. 统计学方法

计数资料采用频数、构成比描述,计量资料采用均数±标准差进行描述。采用重复测量方差分析对不同时间点照顾者照顾负担得分进行比较。以照顾负担得分为因变量,将所有参与单因素分析的变量作为自变量,使用广义估计方程(generalized estimating equations,GEE)对照顾负担影响因素进行分析。

7. 研究结果

大肠癌患者家庭照顾者普遍存在照顾负担,对照顾者影响较大的是"时间安排受打扰"和"经济问题"两个维度。照顾负担在随访期间先升后降,在化疗中期较为严重。增加照顾负担的因素为与患者同住、分担照顾患者人数少,照顾者一般自我效能、社会支持、照顾能力欠缺,较少采用积极应对和较多采用消极应对。

8. 结论

大肠癌患者家庭照顾者照顾负担随时间先上升后下降。临床医护人员应重点提高照顾者的自我效能、社会支持、照顾能力和促进其采取积极的应对方式。

【案例分析】

1. 研究设计亮点

该研究选取了北京市、内蒙古自治区、河北省、河南省、江苏省七家三级甲等医院胃肠外科及肿瘤科收治的新诊断为大肠癌患者的家庭照顾者为研究对象。

该研究基于照顾者适应模型及癌症家庭照顾模型，并结合研究目的和临床经验选取手术后(T1)、化疗中期(T2)、化疗结束(T3)及化疗结束后 3 个月(T4)四个时间点进行跟踪随访。

问卷填写前使用统一的指导语，采用现场填写并回收的方式收集资料。在患者化疗中期、化疗结束及化疗结束后 3 个月，由研究团队在门诊、病房现场回收问卷，通过电话、邮寄问卷等方式进行随访，期间若有患者中途退出，问卷则视为无效。为保证信息的正确性、完整性，研究者第一时间对问卷进行初筛，并通过电话随访对有疑问的部分进行确认。若与患者无法取得联系，则列为失访，停止随访工作。

2. 局限性

研究对象在参与第一次研究后，因为问卷条目较多且填写时间较长而拒绝继续参与，这可能对问卷结果可行度造成影响，建议未来研究选用更加适当的量表并减少填写时间，使研究对象更易接受。

3. 应用价值

通过观察疾病的发展趋向及结局，从中发现问题，可能对疾病的防治有实际意义。

【小结】

1. 纵向研究的设计步骤包括确定是否适用于纵向研究方法、确定研究范围和分析单位、确定数据收集的方法和次数、分析数据并得出结论。

2. 纵向研究描述问题现状如何，在不同时点对同一人群疾病、健康状况和某些因素进行调查，了解这些因素随时间的变化情况，在性质上类似于横断面研究，可以对若干次现况研究结果进行分析，使研究者能全面了解疾病的发展趋势和结局。

【课后练习】

1. 简述纵向研究报告的要点。

2. 两人一组分析一篇纵向研究论文，对其写作框架和数据分析部分进行详细分析、学习和讨论。

第三节　队列研究

队列研究(cohort study)属于前瞻性研究(prospective study)，是将队列人群按照是否暴露于某研究因素以及暴露等级不同分为暴露组与非暴露组，并适当随访一段时间，比较两组之间疾病或结局发生率的差异，来判定暴露因素与结局之间有无因果关联及关联程度的一种观察性研究方法。在队列研究中，暴露组与非暴露组在自然的状态下进行分组，不存在随机化分配，暴露因素也是客观存在，而不是人为控制的；由"因"到"果"，能明确暴露因素与疾病的因果关系；还能准确计算出疾病的发生率，估计暴露人群发生某结局的危险程度。队列研究的最主要目的是检验病因假设，即进一步验证现况调查或病例对照研究中已发现的有特异影响，且在统计学上有联系的危险(或保护)因素。本章节以具有代表性的"乙型肝炎肝硬化"为基础，结合该病发病的影响因素为例，指导学生如何将"队列研究"方法运用于临床护理科研实践中。

一、基本信息

案例主题：乙型肝炎肝硬化及发病的影响因素。
课时：45 min。
教学对象：护理专业本科生。

二、教学目标

1.了解队列研究的概念、意义。
2.熟悉队列研究的适用范围。
3.掌握队列研究的设计要点。

三、教学内容

1.知识点

队列研究的设计要点。

2.重点难点

①重点：提出研究假设，确定研究因素、确定研究现场及选取研究人群、资料收集与明确随访计划；②难点：明确随访计划并做到同质化随访、可能存在的偏倚及其控制。

3. 教学资料

文献资料、案例分析幻灯片、《护理学研究方法》参考书籍。

四、教学实践

(一)理论教学实践

队列研究的分析步骤：

1. 提出研究假设，明确暴露与结局

首先应提出研究假设是什么。要做一个具体的计划，计划中要确定研究对象并明确该研究人群中哪些暴露因素与哪些结局之间存在关联。对拟研究的暴露与结局应有明确的定义、统一的测量方法和诊断标准，并应尽可能考虑对暴露和结局的各种情况进行分类和定义，包括暴露的水平、时间和方式，结局出现的时间，临床及病理分型等。对需要同时收集的其他因素资料，包括可疑的混杂因素及研究对象的人口学特征资料，也应明确定义，以利于后期分析。

2. 确定研究现场和研究人群

选取的研究现场及人群须具有代表性，即能够反映目标人群的情况。因队列研究的随访周期一般较长，故要考虑研究的可行性，如人力、物力的耗费，研究现场的工作基础和研究对象的依从性等，以便后续研究工作能顺利开展。对于研究对象的选择，需根据确定的研究现场和样本量估算结果，由于随访过程中可能存在一定的失访，可考虑再增加10%~20%的样本量。在目标人群中，根据研究对象就某一个风险因素的暴露情况，可将研究人群分为暴露人群及非暴露人群。暴露人群包括职业人群、特殊暴露人群、一般人群和有组织的人群；非暴露人群包括内对照、特设对照和总人群对照。研究者根据实际情况选择(具有可比性)暴露组和非暴露组人群，开展研究即可。通常的做法是选择一组研究人群，通过问卷或测量的方式，确定其中暴露于研究因素的对象作为暴露组，其余非暴露者作为对照组。

3. 资料收集与随访

在项目组确定该研究为队列研究时，首先应以研究目的为依据明确制定研究方案及采集资料的方法。主要通过问卷调查方法进行队列研究资料的采集，随着电子数据库信息平台的发展，它在队列研究中也得到了推广与应用。在收集数据时，须详细收集每一个研究对象的基本信息，包括暴露资料、可能的混杂因素信息和个人基本资料信息等。接下来，在基线信息收集完毕后，则须根据前期制订的计划严格执行并长期随访研究对象。然后，在随访计划中，应明确随访的对象、内容、方式(如面谈、电话、复诊检查等)、频次(如每年一次、每三年一次等)和结局等内容，最后对暴露组和非暴露组开展同质化随访工作。

4.数据统计分析要点

队列研究数据统计分析包括统计描述和统计推断。统计学描述主要是对暴露组和非暴露组研究对象的一般人口学特征、主要暴露信息和协变量信息进行描述分析，计算暴露组和非暴露组人群的观察人时数（人年数），计算累计发病率、发病密度、相对危险度（relative risk，RR）、归因危险度（attributable risk，AR）等。统计学推断主要采用卡方检验（计算 RR 值和 95% 置信区间等）、二项分布检验或泊松分布检验、趋势卡方检验、泊松回归分析等分析暴露因素的效应估计与因果关联分析。

5.可能存在的偏倚及其控制

队列研究样本量大，费时、费力、消耗大，在研究设计和实施的各环节均可能产生偏倚，在研究设计阶段需要引起足够的重视，并在整个研究实施过程中强调并采取措施保证达到设计所要求的质量标准。常见偏倚包括选择性偏倚、失访偏倚、信息偏倚和混杂偏倚，可以通过设计阶段的精确定义、统一标准和仪器校准与实施阶段的调查者培训、盲法检查和测量质量控制进行管理。首先要严格挑选调查员，强调调查员的科学态度和责任心，对调查员进行统一培训，使其掌握调查方法和技巧，同时考核合格后上岗，并在研究过程中实施定期培训和考核管理等。尽可能地控制混杂偏倚，要严格遵循随机化原则，使潜在的混杂因素在各组分布均衡，按混杂因素对研究对象进行配对。

在研究进行的过程中及随访结束后，均应对各种可能存在的混杂因素进行一定的估计，以决定是否对最终结果做定量校正或者定性的补充说明。可根据混杂因素的各项准则对混杂偏倚进行识别，如确实存在混杂偏倚，可报告根据混杂因素分层后的分层结果，或者进行标准化处理、多元分析或采用倾向评分等方法控制混杂偏倚。

（二）科研教学实践

【案例】

赵冬耕，岳小强，凌昌全.乙型肝炎肝硬化的发病危险因素分析[J].中西医结合肝病杂志，2021，31(8)：699-701+706.

1.研究题目

乙型肝炎肝硬化的发病危险因素分析。

2.研究背景

通常而言，乙型肝炎病毒（hepatitis B virus，HBV）感染相关疾病的发展一般会经历 HBV 携带→慢性乙型肝炎（chronic hepatitis B，CHB）→肝纤维化→乙型肝炎肝硬化（liver cirrhosis，LC）→原发性肝癌（hepatocellular carcinoma，HCC）的过程，其中乙型肝炎 LC 可经历代偿期和失代偿期两个时期。根据个体因素、治疗措施、基因、环境等诸多因素的不同，疾病相应的进展速度和程度也不尽相同，而且在这个过程中历经的每个阶段都有其自身演变的特点。对于 CHB 而言，由于 HBV 感染导致肝脏炎症的持续存在，导致其进展为 LC 的年发生率为 2%～10%，而 LC 的结节恶变导致 HCC 的年发生率为 3%～6%。LC 主要表现为肝功能减退和门静脉高压症，而到后期，则可出现腹水、肝性脑病等影响患者生活质量及危及生命的并发症。出于"未病先防、既病早诊早治"的策略和方针，有必要针对 CHB 病毒感染相关性 LC 的危险因素进行研究，以便及早进行临床治疗措施的干预。

3. 研究目的

结合中医证候因素，筛选乙型肝炎后 LC 发生的危险因素，并建立其风险预测模型。

4. 研究方法

采用前瞻性队列研究的方法，将 2007 年 6 月至 2017 年 12 月江苏启东市辖区内 8 个城镇、初次 HBsAg 阳性的居民纳入研究队列，以末次确诊为 LC 为终点事件，经 Logistic 单因素及多因素回归分析，筛选出 LC 相关危险因素和中医证候要素，建立基于 Logistic 回归的 LC 预测模型，并运用 Hosmer-Lemeshow 拟合优度、AUC 指标对其风险预测模型拟合度及准确性进行评价。

5. 研究结果

通过 Logistic 单因素及多因素回归分析，最终筛选出性别、教育状况、乙型肝炎史、肝癌家族史、血瘀证、实热证是 LC 发生的危险因素。

6. 结论

慢性乙型肝炎史、肝癌家族史、血瘀证、实热证是 LC 发生的危险因素，女性、较高的学历是 LC 发生的保护因素。

【案例分析】

该案例通过前瞻性队列研究方法结合中医证候因素分析出了性别、教育状况、乙型肝炎史、肝癌家族史、血瘀证、实热证是 LC 发生的危险因素，为乙型肝炎患者健康指导提供了参考依据。

1. 研究设计亮点

该研究作为前瞻性队列研究，样本量计算依据不同于其他研究。

将乙型肝炎 LC 诊断标准与中医证候诊断标准相结合进行因素分析。首先对连续性变量进行单因素 Logistic 回归分析，并结合临床实际，筛选出有统计意义的变量，进行多因素非条件 Logistic 回归分析，基于 Logistic 回归分析建立 LC 发病风险预测模型，并对 LC 发病风险预测模型进行评价。

结果显示：性别、教育状况、CHB 病史、肝癌家族史、血瘀证、实热证进入方程，其中性别为女性、教育状况为初中是 LC 发生的保护性因素。血瘀证、实热证成为 LC 发生的危险因素。

2. 局限性

该研究结果的输出仅基于此次流行病学调查数据。在流行病学调查中病例选择、数据采集的偏倚，都会导致最终结果的偏差，因而需进行多中心、大样本量研究。

3. 应用价值

通过对疾病病因的研究，确定因果关系，为预防疾病、制定措施提供依据。

【小结】

1. 队列研究的分析步骤包括提出研究假设，确定暴露与结局、确定研究现场及人群、资料收集与随访、数据统计分析要点、资料分析与论文撰写、可能存在的偏倚与其控制及伦理问题。

2. 队列研究属于观察法与分析流行病学范畴，相比于现况研究和病例对照研究，队列研究可以计算发病率，暴露和结局的时间先后顺序更为明确，因此研究者对暴露和疾病因果关系可以进行更深入的验证。

【课后练习】

1. 简述队列研究报告的设计要点。

2. 两人一组分析一篇队列研究论文，对其写作框架和质量控制部分进行详细分析、学习和讨论。

第四节 病例对照研究

病例对照研究（case-control study）又称为回顾性研究（retrospective study），本质上属于观察法，主要用于探讨疾病与潜在危险因素之间的关系。此类研究设计在病因、危险因素、治疗效果及预后等方面的研究中有着广泛的应用。通过比较病例组（患某病的人群）和对照组（未患该病的人群）在某个或某些潜在危险因素上的暴露情况及程度，来判断这些暴露危险因素与疾病之间有无关联及关联程度大小。由于这种研究是在疾病发生之后进行的，通过对过去数据的回顾来分析暴露和疾病之间的联系，因此是一种回顾性研究。本节以"病例对照研究"为基础，结合幽门螺杆菌与胃癌的关系为例，指导学生如何将"病例对照研究"方法运用于临床护理科研实践中。

一、基本信息

案例主题：幽门螺杆菌与胃癌的关系研究。
课时：45 min。
教学对象：护理专业本科生。

二、教学目标

1. 了解病例对照研究的概念、意义。
2. 熟悉病例对照研究的适用范围。
3. 掌握病例对照研究的设计要点。

三、教学内容

1. 知识点

病例对照研究的设计要点。

2. 重点难点

①重点：确定 PICO、病例和对照来源；②难点：制定研究计划、分析可能存在的偏倚并做好质量控制工作。

3. 教学资料

文献资料、案例分析幻灯片、《护理学研究方法》参考书籍。

四、教学实践

(一)理论教学实践

病例对照研究的设计步骤如下。

(1)病例对照研究设计原则

病例对照研究设计须遵从 PICO 原则,即明确研究人群(population,P)、确定暴露因素(intervention,I)、设置对照组(control/comparison,C)和确定结局变量(outcome,O)。

(2)提出假设和明确研究目的

根据疾病分布研究或横断面调查结果,结合学习到的背景资料和科学依据,提出某病的病因假设。然后,在病因假设的基础上选择合适的病例对照研究方法,明确研究目标。

(3)制定研究计划

在制定详细的研究计划之前,要确定研究目的,然后通过各种方式收集数据资料,并做好各个环节的质量控制。

(4)确定病例和对照来源

病例组应选择已经患有特定疾病的个体,且病例应采用国际或国内统一的诊断标准。研究的基础人群可以来源于门诊患者、住院患者、社区普查、疾病统计、医院汇总或抽样调查。医院可以选择全部病例或随机样本,以确保样本具有代表性。社区病例的选择具有广泛性,但可能需要更复杂的数据收集和抽样策略。选择对照组时应从病例组相似的人群中选择未患某病的个体,以便进行比较。对照组可来源于全人口、医院病人及病例组的个人关系(如病例的配偶、同胞、亲戚或邻居)。

(5)估算研究的样本量

根据研究目的,计算研究因素与疾病关联强度的估计值即比值比(RR 或 OR),暴露因素在患病人群和对照人群中的暴露率(用 p_0 表示),第 I 类错误的概率 α 和第 II 类错误的概率 β。同时还需与研究的设计类型是匹配(成组)设计还是非匹配设计,以及病例组和对照组样本量的比例相结合,选择恰当的样本量计算公式进行病例对照研究样本含量的估算。

(6)明确变量类型和资料采集方法

收集的变量信息包括可能的危险因素、暴露因素和其他相关变量。在这些变量中,要定义明确,避免歧义,确保研究对象都能理解问题的含义,要通俗易懂,尽量口语化,并且要考虑文化差异和敏感性问题。收集数据要采用统一标准,且在采集的过程中要全方位且深入地考虑可能的相关因素。资料收集的方式主要包括通过测量或检查的方法获取、问卷调查和信息系统摘录三种类型。另外,在收集数据的过程中,须严格做好质量控制,尽可能降低选择性偏倚、信息偏倚和混杂偏倚对研究结果的影响。

(7)数据整理与分析

根据病例对照研究类型和采集的变量,制定数据分析计划。病例对照研究数据分析也包括描述性分析和推断性分析。描述性分析:①描述研究对象的一般特征,即研究对象的基本人口统计学特征，比如年龄、性别、诊断方法、居住地等。②均衡性检验是在进行暴露与疾病的关联分析之前，需要确保暴露组和对照组在除研究因素外的其他特征上是一致的，如果在两组的人口统计学特征中显示存在显著性差异，那么在分析暴露与疾病的关联时需要对这些差异进行调整或解释。统计学推断主要采用卡方检验（计算 OR 值和95%置信区间等）、t 检验、Logistic 回归分析等来判断暴露与疾病之间是否存在显著关联。

（8）常见偏倚类别和控制

病例对照研究常见的偏倚类型包括选择性偏倚（selection bias）、信息偏倚（information bias）和混杂偏倚（confounding bias）。选择性偏倚主要是因为在对研究对象进行选择时出现系统误差，导致样本不能代表目标人群，包括入院率偏倚、现患病例与新发病例偏倚、检出征候偏倚等。信息偏倚通常是由于数据收集、测量或分类过程中产生的系统误差导致的，包括回忆偏倚、记录偏倚、测量偏倚、分类偏倚等。混杂偏倚是指与疾病有关系，又与研究的暴露因素有联系的因素在病例和对照组分布不同。存在混杂因素时会夸大或掩盖所研究的暴露因素与疾病的关系。对常见的偏倚进行控制，应重点做到：①严格遵循随机化原则，使潜在的混杂因素在各组分布均衡，并按混杂因素对研究对象进行配对；②全面收集潜在混杂因素数据；③做好解释沟通工作，提高研究对象的依从性和应答率；④选择合适的测量工具和检测方法，并进行统一校对；⑤做好数据收集工作，并进行同质化培训；⑥须对收集到的资料反复查对及双人复核，保证数据质量；⑦在选择正确的统计分析时应将重要的混杂因素进行分层分析或作为协变量分析。

（二）科研教学实践

【案例】

牛晓蕾，常丽丽，谷培，等. 胃液总胆汁酸和幽门螺杆菌感染与胃癌的相关性研究[J]. 河北医科大学学报，2023，44（12）：1442-1447.

1. 研究题目

胃液总胆汁酸和幽门螺杆菌感染与胃癌的相关性研究。

2. 研究背景

胃癌是消化系统常见的恶性肿瘤，具有较高的发病率和病死率。我国胃癌的发病率和病死率分别为10.6%、12.5%，排名均为第三位，远高于全球数据。胃癌在早期临床症状不典型，往往不能引起患者的重视，确诊时多数已至进展期。及早诊断、及早治疗对于延长胃癌患者的生存周期具有非常重要的作用。胃癌发生于胃上皮，其发生、发展离不开胃腔内微环境（胃液环境）。有研究指出，胃部出现肠化生或发生肿瘤侵袭转移时，会导致黏蛋白的表达出现异常，胃腔内的微环境因受外部多种因素的影响导致胃黏膜发生癌变。Li 等研究提示胃黏膜屏障会因为胆汁酸遭到破坏，胆汁酸参与了胃炎症的发生、发展，也会对胃黏膜发生癌变产生重要的影响。胃黏膜癌变受胃液微环境的影响，但是确切的发病机制目前尚无定论。现就胃液总胆汁酸（totalbile acid，TBA）浓度和幽门螺杆菌（helicobacter pylori，Hp）感染与尾型同源盒 2（caudal type homeobox 2，CDX2）、黏蛋白 2（mucin 2，MUC2）及黏蛋白 5AC（mucin 5AC，MUC5AC）的关系进行探讨，探索胃癌的发生机制。

3. 研究目的

探讨胃液 TBA 和 Hp 感染与胃癌的关系。

4. 研究方法

选择胃镜下诊断为胃癌的患者 60 例为研究组，病理检查诊断为腺癌；选择同期健康体检人群胃镜提示慢性非萎缩性胃炎患者 60 例为对照组，病理提示无腺体萎缩、异型增生、肠化生。抽取患者的胃液标准检测 TBA 浓度，对组织标本行免疫组化染色检测尾型同源盒 2（caudal type homeobox 2，CDX2）、黏蛋白 2（mucin 2，MUC2）、黏蛋白 5AC（mucin 5AC，MUC5AC）的表达，采用快速尿素酶试验和组织学改良 Giemsa 染色检测 Hp。

5. 研究结果

研究组的 TBA 浓度高于对照组，Hp 阳性感染率高于对照组（$P<0.05$）。CDX2 阳性表达 32 例，占比 53.33%，MUC2 阳性表达 33 例，占比 55.00%，MUC5AC 阳性表达 25 例，占比 41.67%；对照组 CDX2、MUC2 均无阳性表达，MUC5AC 阳性表达 52 例，占比 86.67%。研究组的 CDX2 和 MUC2 的阳性表达率高于对照组，MUC5AC 阳性表达率低于对照组（$P<0.05$）。研究组 Hp 阳性者的 CDX2 和 MUC2 的阳性表达率高于 Hp 阴性者，MUC5AC 阳性表达率低于 Hp 阴性者（$P<0.05$）。Hp 阳性和胃液 TBA 浓度 $\geqslant$ 300 μmol/L 是 CDX2、MUC2 阳性表达的危险因素（$P<0.05$），是 MUC5AC 阳性表达的保护因素（$P<0.05$）。

6. 结论

胃液 TBA 浓度 $\geqslant$ 300 μmol/L 和 Hp 阳性是 CDX2、MUC2 阳性表达的危险因素，是 MUC5AC 阳性表达的保护因素。胃液 TBA 和 Hp 可能通过影响 CDX2、MUC2、MUC5AC 的表达而影响胃癌的发生。

【案例分析】

该案例通过检测发现胃液 TBA 浓度和 Hp 阳性可能通过影响 CDX2、MUC2、MUC5AC 的表达而影响胃癌的发生。

1. 研究设计亮点

该研究为病例对照研究。所有疑诊胃癌患者行胃镜检查时取病灶组织两处，慢性非萎缩性胃炎患者分别于胃窦、胃底、胃体取活检两处，标本均置于 10% 多聚甲醛溶液固定，石蜡包埋，行病理检查，剩余蜡块常温保存，待检。

所有患者在禁食水 8~12 h 后接受电子胃镜检查。活检前，将导管从胃镜的活检孔中插入，从黏液湖中取 5~10 mL 胃液，入无菌塑料瓶中密封并做好标记，放入 −20 ℃冰箱中待检。胃液样品以 3500 r/min 的速度离心 10 min 后,取上清液来检测胃液 TBA 浓度。采用快速尿素酶试验和组织学改良 Giemsa 染色检测 Hp。两种检测结果均为阳性则判断为 Hp 阳性感染,均为阴性则判断为 Hp 阴性感染,若检测结果不一致则应剔除。选取 4 μm 胃黏膜标本的切片,CDX2、MUC2、MUC5AC 免疫组化染色采用 EnVision 二步法。阴性对照为 PBS,阳性对照为结肠或小肠组织,对染色强度和阳性细胞比例进行评分。

2. 结果

研究组的 TBA 浓度高于对照组,Hp 阳性感染率高于对照组($P<0.05$)。

研究组的 CDX2 和 MUC2 的阳性表达率高于对照组,MUC5AC 阳性表达率低于对照组($P<0.05$)。

研究组 Hp 阳性者的 CDX2 和 MUC2 的阳性表达率高于 Hp 阴性者,MUC5AC 阳性表达率低于 Hp 阴性者($P<0.05$)。Hp 阳性和胃液 TBA 浓度 ≥ 300 μmol/L 是 CDX2、MUC2 阳性表达的危险因素($P<0.05$),是 MUC5AC 阳性表达的保护因素(以 CDX2、MUC2、MUC5AC 的表达情况分别为因变量,Hp 感染和胃液 TBA 浓度为自变量进行 logistic 回归分析,结果显示,Hp 阳性和胃液 TBA 浓度 ≥ 300 μmol/L 是 CDX2、MUC2 阳性表达的危险因素($P<0.05$),是 MUC5AC 阳性表达的保护因素($P<0.05$)。

3. 局限性

入组例数少,主要研究了胃液 TBA 浓度和 Hp 感染与胃癌的关系,并未进一步探讨二者之间是否存在协同关系,还需在今后的研究中证实。

4. 应用价值

通过对疾病病因分析,确定因果关系,为预防疾病、制定措施提供依据。

【小结】

1.病例对照研究步骤包括病例对照研究设计原则、提出假设和明确研究目的、制定研究计划、确定病例和对照来源、估算研究的样本量、明确变量类型和资料采集方法、数据整理与分析、常见偏倚类别和控制。

2.病例对照研究时间有一定跨度,研究的方向既可以是前瞻性的也可以是回顾性的。由"果"及"因"的关系,暴露因素可以为多个,分析暴露与疾病的联系,不能验证病因,研究者在分析数据时需要对比各时期的数据。

【课后练习】

1.简述病例对照研究报告的要点。

2.两人一组分析一篇病例对照研究论文,对其写作要点、质量控制和疾病与病因之间的关系进行详细分析、学习和讨论。

第五节 德尔菲法

Delphi 的中文译名为德尔菲法。在 20 世纪 50 年代，美国兰德公司与道格拉斯公司合作研究出的一种有效、可靠的征询专家意见的方法，命名为"Delphi"。该法自问世以来，被广泛地应用到各个领域的综合评价实践中。其在护理学中的应用相当广泛，主要包括临床护理、护理教育、护理管理、护理科研、社区护理等方面。

德尔菲法（Delphi method）也称专家调查法或专家咨询法，是一种采用通信方式分别将所调查的问卷单独发送到各个专家组成员手中，征询专家的意见，然后回收汇总全部专家的意见，并整理出综合意见，随后将该综合意见和预测问题再分别反馈给专家，再次征询意见，各专家依据综合意见修改自己原有的意见，然后再汇总，这样多次反复，逐步取得比较一致的预测结果的决策方法。这种方法具有广泛的代表性，较为可靠。本节以"德尔菲法"为基础，结合消化内科专科护士核心能力为例，指导学生如何将"德尔菲法"运用于临床护理科研实践中。

一、基本信息

案例主题：消化内科专科护士核心能力评价指标体系的构建。
课时：45 min。
教学对象：护理专业本科生。

二、教学目标

1. 了解德尔菲法的概念、意义。
2. 熟悉德尔菲法的适用范围。
3. 掌握德尔菲法的设计要点。

三、教学内容

1. 知识点

德尔菲法的设计要点。

2. 重点难点

①重点：确定调查目的、拟订调查提纲、完成轮回过程；②难点：确定调查目的、拟订调查提纲。

3. 教学资料

文献资料、案例分析幻灯片、《护理学研究方法》参考书籍。

四、教学实践

(一)理论教学实践

德尔菲法的研究步骤如下。

(1)确定调查目的，拟订调查提纲

首先要确定研究目的，再通过文献分析法，制定调查提纲请求专家回答，并同时向专家提供相关资料，包括预测目的、期限、调查表以及填写方法等说明。

(2)组成专家小组

专家的选择是德尔菲法至关重要的一步。选择的专家需要在此领域有从事 10 年以上的技术专业经验，应有一定的代表性、权威性。一般咨询专家人数在 15~20 人。

(3)轮回过程

专家的第一轮调查表不带任何附加要求，只提出所要预测的问题及有关要求，请专家围绕预测问题提出相关事件。研究者汇总整理专家调查表，列成图表，进行对比，再发给专家作为第二轮的调查表。第二轮采用评价式，专家对调查表所列出的每个事件作出评价。研究者对第二轮专家意见进行统计处理，整理出第三张调查表。第三张调查表包括事件、事件发生的中位数和上下四分点，以及事件发生时间在四分点外侧的理由。第三轮采用重审式，研究者发放第三张调查表，请专家重审有不同意见的地方，对上下四分点外的对立意见作一个评价，并给出自己新的评价，如果修正自己的观点，需叙述修正的原因。研究者回收专家们新的意见，类似于第二步工作。研究者总结专家意见，形成第四张调查表，并应对双方有争论意见的地方重点分析。第四轮调查采用复核式，发放第四张调查表，专家再次评价和权衡，作出新的预测。而是否要求作出新的论证与评价，取决于研究者的要求。回收第四张调查表，可以用每个事件的中位数和上下四分点，归纳总结各种意见的理由以及争论点。另外，只要专家意见达成统一，便可不再征询，不必都采用四轮的模式。

(4)统计分析

首先描述性分析专家的性别、年龄、职务、专业及从事专业的年限等个人基本信息，从而可以熟悉专家的基本情况，有利于评估、预测参加项目专家的水平与结果的可信和可靠程度的联系。接下来主要统计专家的积极系数、专家意见的集中程度、专家意见的协调程度以及专家的权威程度。专家的积极系数即专家征询表的回收率，说明专家对该研究项目的关心程度，一般不能低于 50%。专家意见集中程度包括均数(M_j)、满分频率(K_j)、等级总和。专家意见的协调程度是一项重要的指标，用变异系数(V_j)和协调系数(w)来表示，通过计算可以判断专家对每个条目的意见是否存在较大的不一致，或找出高度协调的专家和持异端意见的专家。专家的权威程度对评价的可靠性有很大的影响。

（二）科研教学实践

【案例】

石雪平，丁希伟，李雯，等. 消化内科专科护士核心能力评价指标体系的构建[J]. 护理研究，2022，36（6）：947-951.

1. 研究题目

消化内科专科护士核心能力评价指标体系的构建。

2. 研究背景

消化内科作为一门综合性学科，服务对象既有炎症性肠病等慢性病患者，也有消化道大出血等急危重症患者，使得消化内科护士的专科角色越发突出。消化内科专科护士是指具有丰富的消化内科护理工作经历，在消化专科护理领域经过统一、系统化理论与实践培训、考核，获得专科护士资质，具备较强专科水平和专长的专家型临床护士，其核心能力是评价专科护士专业化能力的重要指标。国内各省市均有对消化内科专科护士的培养，但缺乏统一的核心能力评价指标。本研究旨在通过文献回顾、专家访谈及德尔菲法构建消化内科专科护士核心能力评价指标体系，明确指标权重，为优化消化内科专科护士培养，促进消化内科护理质量提升提供参考。

3. 研究目的

构建消化内科专科护士核心能力评价指标体系。

4. 研究方法

通过文献回顾及专家访谈构建消化内科专科护士核心能力评价指标体系条目池，以德尔菲法向全国三级甲等医院的 23 名专家进行函询，并根据意见对条目进行调整。

5. 研究结果

形成的消化内科专科护士核心能力评价指标体系包括一级指标 7 项、二级指标 24 项和三级指标 82 项。两轮专家函询问卷有效回收率分别为 95.83% 和 91.30%，专家意见提出率分别为 69.57% 和 33.33%，专家权威系数分别为 0.852 和 0.855。第两轮专家函询指标体系中的一级指标、二级指标、三级指标肯德尔协调系数分别为 0.385、0.183 和 0.207（均 $P<0.001$）。

6. 结论

本研究构建的消化内科专科护士核心能力评价指标体系具有一定的可靠性和实用性，可以作为消化内科专科护士核心能力评价指标，为优化消化内科专科护士的培养、发展和考核提供参考。

【案例分析】

1. 研究设计亮点

（1）成立课题小组

小组成员共 10 人，包括消化内科主任护师 2 名，副主任护师 2 名，主管护师 2 名，消化专科护士导师 2 名，硕士研究生 2 名，主要负责讨论并确定条目池、函询专家、质量控制。该研究通过医院伦理委员会审查（伦理审批号：2021-224）

构建消化内科专科护士核心能力评价指标体系条目池参考专科护士培训纲要，查询专科护士角色和核心能力理论，结合《病人十大安全目标》（2021 版）、《消化系统疾病诊疗护理指南及护理敏感质量指标实用手册》（2016 版）要求，实施专家访谈，构建消化内科专科护士核心能力评价指标体系条目池。

（2）设计专家函询问卷

第一轮函询问卷主要包括研究的函询说明、专家基本情况、消化内科专科护士核心能力评价指标体系专家函询表以及专家对指标的判断依据、熟悉程度四个部分，要求专家采用 Likert 5 级评分法对各条目重要性评分，从"非常不重要"到"非常重要"依次赋值 1～5 分，每项指标专家均可提出增加、删除及修改建议。第一轮函询问卷发放两周后收回问卷，根据专家意见，将评分均分>3.5 分且变异系数<0.25 的条目纳入第二轮专家函询问卷，并增设三级指标权重评价内容。

（3）遴选函询专家

选择全国三级甲等医院消化内科护理专家作为函询专家。纳入标准：①从事消化内科护理工作≥5 年的三级甲等医院护理管理者或消化内科专家；②中级及以上职称；③了解评价指标相关知识；④对该研究积极性较高，自愿参加。最终纳入 23 名专家，来自 14 个省市（北京、上海、河南、安徽、江苏、湖北、湖南、江西、四川、山东、重庆、广东、浙江、陕西）的 23 所三级甲等医疗机构，年龄（48.52±5.22）岁，专科工作年限（25.09±10.22）年。

（4）实施专家函询

两轮专家函询问卷均以问卷星形式由研究员发送至专家邮箱并收回。第一轮专家函询问卷收回后调整问卷内容，间隔一个月后发送第二轮专家函询问卷，两周后收回问卷并再次进行分析完善。

（5）确定指标权重

将第二轮专家函询问卷中的各级指标进行两两比较，以层次分析法（the analytic hierachy process，AHP）中 9 级标度对各指标两两比较的重要性进行赋值，根据专家评价结果进行矩阵判断、确定权重。

2. 应用价值

德尔菲法在护理研究中可以用于探究护理实践问题、优化研究设计、解释和应用研究结果，以及制定和改进护理相关政策和规范。通过邀请相关领域的专家，逐步达成一致的意见，可以提高护理研究和实践的质量与水平。

【小结】

1.德尔菲法设计步骤包括确定调查目的，拟订调查提纲、确定专家名单、轮回过程及对结果进行统计分析。

2.德尔菲法是利用函询的形式进行的集体匿名思想交流过程，它有匿名性、多次反馈及统计性的特点。研究者要充分利用专家的经验和知识，经过几轮反馈，最后使专家意见逐渐趋同，最终得出预测的结果。

【课后练习】

1.简述德尔菲法报告的要点。

2.两人一组分析一篇德尔菲法论文，对其写作要点和专家征询调查过程进行详细分析、学习和讨论。

第五章

质性研究

质性研究(qualitative research)是一种以研究者本人作为研究工具,在自然情境下采用多种资料收集方法对社会现象进行整体性探究,使用归纳法分析资料和形成理论,通过与研究对象互动从而对其行为和意义建构获得解释性理解的一种活动。质性研究可以帮助研究者更加深入地了解研究对象的内在意义和主观体验,从而丰富我们对人类行为和社会现象的理解。其主要特征包括:研究问题的自然性、研究场域的丰富性、研究方法的多样性、资料的复杂性、研究过程的动态性、研究结果的描述性等。

第一节 访谈法

访谈法是研究者"寻访"或"访问"研究对象,并且与其进行"交谈"或"询问"的一种资料收集方法。这种方法不仅适用于社会科学领域,还被广泛应用于教育研究、市场调研、图书情报以及全科医学科研等多个领域。

一、基本信息

案例主题:再次肾移植等待期患者心理体验的质性研究。
课时:45 min。
教学对象:护理专业本科生。

二、教学目标

1. 了解访谈法的优势。
2. 熟悉访谈法的类型。
3. 掌握访谈法的实施步骤及注意事项。

三、教学内容

1. 知识点

访谈法的步骤。

2. 重点难点

①重点：访谈法的类型；②难点：访谈的实施过程。

3. 教学资料

文献资料、案例分析幻灯片、《护理研究》参考书籍。

四、教学实践

(一)理论教学实践

1. 访谈法概述

在质性研究中，访谈是一种常用的数据收集方法，包括提出问题和回答问题。这种方法不仅包括面对面的访谈，还包括电话访谈、电子邮件和基于聊天的社交软件等交流形式。访谈法需要与调查对象直接互动，从而有助于深入了解他们的思想、行为和经历。通过访谈，研究人员能够深入了解研究对象的想法、含义和语言表达，从而有助于更细致地理解社会现实的多面性和多样性。研究人员必须掌握一系列技能，包括提问技巧、积极倾听和非语言沟通，才能有效地使用访谈法，这些技能对访谈的成功至关重要。此外，访谈法强调研究人员的主观参与和反思，因为研究人员必须在整个研究过程中不断评估理论假设和方法选择，以保证研究结果的可靠性和有效性。这种方法适用于不同领域，包括护理研究、教育改革、临床实践和患者满意度调查等多个方面。

2. 访谈法类型

根据不同的分类标准，访谈法可以分为多种类型，每种类型都有其特定的结构和目的，研究者需根据研究需要选择合适的访谈方法。结构式访谈、非结构式访谈和半结构式访谈是三种常见的质性研究方法，它们在研究设计和数据收集过程中各有特点。

结构式访谈是一种高度标准化的访谈形式，访谈中的问题及其顺序对所有受访者都是相同的。这种方法的优点在于能够确保所得到数据的一致性和可比性，便于后续的统计分析。然而，该方法的访谈问题具有固定性，可能会限制受访者的表达，使得更深入探索受访者的观点和感受变得困难。

非结构式访谈则更加灵活，没有固定的问题列表，允许受访者自由地表达自己的观点和经历。这种方法有助于揭示更深层次的信息，但同时也带来了数据收集一致性和可比性的挑战，因为不同受访者之间的访谈内容可能存在较大差异。

半结构式访谈介于结构式访谈和非结构式访谈之间，通常包括一个或多个开放式的问题，这些问题围绕特定的主题展开，虽然有一定的指导性，但仍然留有一定的灵活性，以便根据受访者的回答进行适当的调整。这种方法既可以保证数据收集的一致性，又能充分探索受访者的深层次想法和感受，是许多定性研究中常用的方法。

总结来说，选择哪种访谈方法取决于研究的具体需求和目的。结构式访谈适合需要高度控制和标准化的研究；非结构式访谈适合希望深入了解个体经验和观点的研究；而半结构式访谈则适用于既需要一定的指导性又希望保持灵活性的研究场景。每种方法都有其优势和局限性，研究者应根据研究目的和条件选择最合适的访谈方法。

3. 访谈法实施过程

质性研究访谈法的实施过程是一个复杂而细致的过程，涉及从准备工作到访谈执行，再到访谈后的数据处理和分析多个阶段。

（1）访谈前的准备

①明确研究目的：在开始任何形式的访谈之前，研究者需要明确自己的研究目的和问题。这有助于设计出更为有针对性的访谈指南和问题。

②开展预访谈：通过预访谈，研究者可以测试访谈指南的有效性，同时也能够让受访者对即将进行的访谈有所了解，这有助于建立信任关系。

③了解受访者背景资料：为了使访谈更加贴近受访者的实际情况，研究者应该事先了解受访者的背景信息。

④确定访谈时间地点：选择合适的时间和地点对于确保访谈顺利进行至关重要。

⑤衣着妥当：研究者应根据访谈的正式程度和文化背景来准备自己的着装，以给受访者留下良好的第一印象。

（2）访谈过程中的实施

①暖场：在访谈开始前，研究者应通过轻松的话题或行为来缓解紧张气氛，为正式的访谈做好铺垫。

②提问技巧：在整个访谈过程中，研究者需要运用恰当的提问技巧，包括开放式问题以鼓励受访者分享更多信息，以及适时追问以深入探讨特定主题。

③倾听与回应：良好的倾听技巧对于提高访谈质量至关重要。研究者应全神贯注地听取受访者的回答，并通过肢体语言、表情等非言语方式表达自己的关注和理解。

（3）访谈后的处理

①资料整理：访谈结束后，研究者应及时整理访谈资料，包括录音、笔记等。

②评估是否需要进行第二次访谈：根据初次访谈的结果和质量，研究者可能要决定是否需要进行第二次访谈以获得更多信息。

③使用其他资料补充：如果必要，研究者可以结合其他类型的质性研究资料，如观察记录、文本分析等，以丰富和验证访谈数据。

质性研究访谈法的实施过程是一个涉及多个环节的复杂过程，从访谈前的准备到访谈过程的执行，再到访谈后的数据处理和分析，每一步都需要研究者精心规划和执行。通过遵循上述步骤，研究者可以提高访谈的质量，确保质性研究顺利开展。

(二)科研教学实践

【案例】

王玉霞，徐亦虹，唐心怡，等.再次肾移植等待期患者心理体验的质性研究[J].中华护理杂志，2023，58(18)：2189-2194.

1.研究题目

再次肾移植等待期患者心理体验的质性研究。

2.研究背景

慢性肾脏病(chronic kidney disease，CKD)已被公认为全球主要公共卫生问题，是全球人均寿命最低的五大疾病之一。虽然肾移植技术和免疫抑制方案的进步已使移植肾平均寿命取得突破性进步，但移植物长期存活率仍较低，五年后再次肾移植率高达47.5%，占所有肾移植等待患者的15.3%。因再次肾移植的复杂性和特殊性，患者在等待过程中并发症多、个人生活掌控能力差、经济负担重，期间常出现焦虑、抑郁等不良情绪，严重影响患者身心健康和再次肾移植预后。

3.研究目的

深入挖掘再次肾移植等待期患者的心理体验或心理支持需求。

4.研究方法

采用质性研究中的描述性质性研究方法，基于研究目的，通过文献检索结合专家咨询拟订访谈提纲，通过两例预访谈结果修正、完善，形成正式访谈提纲。

5.研究参与者

采用目的抽样法，选取2022年6月至8月在杭州市某三级甲等医院治疗的移植肾失功且计划行再次肾移植并处于等待期的患者作为研究对象。

6.研究伦理问题

本研究已经通过医院伦理委员会审查(KY2022081)。

8.资料收集方式

采用半结构式访谈法收集资料。为保护患者隐私，避免受访者产生顾虑，选择安静、独立的房间或会议室进行访谈。正式访谈前与受访者充分沟通，签署知情同意书，告知访谈目的和内容，征得受访者同意后进行全程录音。熟练掌握访谈提纲，访谈中根据受访者的回答调整访谈顺序和内容，但保持与主题相关，随时关注和记录受访者非语言表情并及时追问。每次访谈时间为 40~60 min，访谈后 24 h 内将录音资料逐字转录，并进行双人核对。

9. 资料的整理与分析

采用内容分析法分析资料，具体步骤如下：①反复阅读资料，沉浸在资料中，以获得对资料的整体感；②对转录资料进行开放性编码，再将相似和相关的编码进行归类；③将相似或相关的编码归类形成主题和亚主题，完成手工编码后，以人工分析为主，MAXQDA2020 软件分析为辅。资料收集和资料分析同步进行，不断修正对已有资料的处理，资料饱和以收集到的资料不再出现新主题、新内容为准。

10. 研究结果

通过对 15 例再次肾移植等待期患者的深度访谈，提炼出"对再次肾移植强烈渴求、对接受再次肾移植倍感愧疚与担忧、对医护支持充满感激、对再次肾移植成功保有信心"四个一级主题。

11. 结论

临床护理人员应做好再次肾移植等待期患者动态心理评估，构建以患者为中心的心理干预策略，改善患者的生活质量，促进患者身心健康。

【案例分析】

本章阐述了访谈法在质性研究中的应用及其具体实施步骤。在进行访谈前需根据研究目的做好准备工作，如确定访问提纲；在访谈过程中应选择适当的沟通技巧，提高访谈的有效性，以获取更多信息；访谈结束后需对访谈内容进行记录和整理，以获取有用的信息。

【小结】

1. 访谈法是一种常用的定性研究方法，通过与研究对象进行对话来收集信息和数据，具有互动性、灵活性、深度性、个性化等特点。

2. 访谈法可以帮助研究者获得对研究对象的深入理解，发现问题的本质。然而，由于访谈法的主观性和可能的偏差，研究者在使用访谈法时需要采取相应的措施来提高访谈的准确性和可靠性，例如进行多次访谈、使用三角验证等。

【课后练习】

1. 简述访谈法的操作步骤。
2. 针对某个主题，列一份访谈提纲，开展 40 min 左右的访谈。

第二节　观察法

观察法是研究者在自然条件下，利用感觉器官或借助其他工具、手段，有目的、系统地对社会现象进行感知和描述，以获取研究资料的一种活动。它可以帮助研究者获取真实的、第一手的数据，避免研究对象受到环境的干扰，更好地理解研究对象的内在意义和主观体验。此外，观察法还具有较高的可靠性，它可以重复进行，有助于验证研究结果的准确性。

一、基本信息

案例主题：ICU 患者非计划拔管行为动作特征分析。
课时：45 min。
教学对象：护理专业本科生。

二、教学目标

1.了解观察法的类型。
2.熟悉观察法的设计与实施。
3.掌握观察法资料整理与分析。

三、教学内容

1.知识点

观察法的实施。

2.重点难点

①重点：观察法适宜使用的情形；②难点：观察法的注意事项。

3.教学资料

文献资料、案例分析幻灯片、《护理研究》参考书籍。

四、教学实践

(一)理论教学实践

1. 观察法的类型

作为研究手段，观察法可进一步分为实验室观察和实地观察两种形式，前者是指在准备好摄像机等设备的实验室内或事先人为控制的环境中进行观察，后者是指在自然状态下进行观察。质性研究的目的是通过观察法了解自然状态下研究对象的行为，进而理解社会现象。因此，质性研究采取的多为实地观察。根据研究者在观察中的参与程度，实地观察可进一步分为参与式观察(participatory observation)和非参与式观察(non-participatory observation)。参与式观察法和非参与式观察法是两种常用的社会科学研究方法，它们在研究设计和实施过程中有着明显的区别。

非参与式观察法也称为观察者模式是一种研究者不直接参与被研究对象活动的方法。研究者保持一定的距离，仅通过观察来收集数据。这种方法的优点在于能够较为客观地记录研究对象行为，因为研究者的参与可能会影响被研究者的自然行为。例如，在上海市中小学生洗手行为的干预效果评估中，研究者采用非参与式观察法来记录学生的洗手行为，以评估综合干预措施的效果。相反，参与式观察法要求研究者深入参与被研究者的日常生活或特定活动。这不仅包括观察，还可能涉及与被研究者的互动，从而更深入地理解其行为和动机。参与式观察法的优势在于能够提供更丰富、更深层次的洞察力，因为它允许研究者从内部视角理解被研究者的行为和环境。例如，在幼儿教育中，通过参与式观察，教师可以更好地了解每个孩子的特点、兴趣以及能力表现，并据此进行有针对性的指导。

2. 观察法的使用情形

观察法在护理质性研究中的使用情形可以从多个角度进行分析，包括其在护理实践、教学、管理、质量评价以及护理安全中的应用。

(1)在护理实践中的应用：观察法在护理实践中被广泛应用于提高护理质量和患者满意度。例如，通过观察护理过程，可以发现并改进护理实践中的不足，从而提高护理服务的整体质量。此外，观察法还被用于培养新护士的临床观察技能，以确保护理工作的质量和安全。

(2)在护理教学中的应用：在护理教学中，观察法同样发挥着重要作用。通过情景模拟和案例讨论等形式，观察法能够提高学生的临床综合能力和对教学方法的满意度。这种方法不仅激发了学生的学习兴趣，还提高了他们解决问题的能力。

(3)在护理管理中的应用：观察法在护理管理中的应用表现在通过层级管理法和追踪法等方式，提高护理管理的效果。这包括提高护理人员的基本理论考核成绩、操作考评成绩以及患者的满意度。

(4)在护理质量评价中的应用：在护理质量评价方面，观察法通过个案追踪和工作日志法等手段，为护理质量评价提供了客观、全面的数据支持。这有助于更准确地反映护理质量，并促进护理理念的转变，提高患者满意度。

（5）在护理安全管理中的应用：观察法在护理安全管理中的应用，通过结合安全管理措施，可以有效提升护理质量和患者满意度。这表明观察法不仅限于传统的护理活动，还涉及护理安全管理的各个方面。

观察法在护理质性研究中的应用是多方面的，它不仅能够提高护理实践的质量和效率，还能在护理教学、管理以及质量评价中发挥重要作用。通过不断地观察和分析，护理人员可以更好地理解和改进护理服务，从而提高患者的满意度和护理质量。

3. 观察法的实施过程

观察法的实施过程是一个复杂且多维的过程，涉及从理论到实践的多个方面。我们可以将观察法的实施过程大致分为以下几个步骤：

（1）确定观察目的和对象。明确观察的目的和对象是实施观察法的基础，也是后续所有操作的出发点。

（2）选择合适的观察类型和方法。根据研究的需求，可以选择直接观察或间接观察，以及参与型观察或非参与型观察等不同的观察类型和方法。这一步骤对于确保观察活动能够有效地达到预期目标至关重要。

（3）制定详细的观察计划。在明确了观察的目的、对象和方法之后，接下来需要制定一个详细的观察计划，这包括确定观察的时间、地点、所需工具和设备以及观察员的角色和职责等。

（4）进行观察活动。观察的步骤一般都是从开放到集中，即研究者先对研究对象进行全方位的观察，然后再逐步聚焦。无论处于观察的哪个阶段，研究者都需要思考如何与研究对象维持良好的关系，以及如何选择观察内容。

（5）对观察进行记录。研究者需要对观察到的事物或现象进行记录。记录可使研究者更加熟悉所观察到的事物，对它们的印象更加深刻。而记录本身就是一个澄清事实、组织思路的过程，书写本身便是思考。此外，记录还可帮助研究者对已有的资料进行整理和反思，是一个十分有价值的资料来源。

整个观察法的实施过程不仅需要严格遵循科学的方法论，还需要考虑到实际操作中的灵活性和创新性。其实施过程是一个系统而复杂的过程，需要从多个角度出发，综合考虑理论与实践的需求，以确保观察活动能够有效地达到预期目的。

（二）科研教学实践

【案例】杨双，王国蓉，向明芳，等. ICU 患者非计划拔管行为动作特征分析［J］. 护理学杂志，2023，38（2）：5-8.

1. 研究题目

ICU 患者非计划拔管行为动作特征分析。

2. 研究背景

ICU 患者常因治疗需要留置各类导管，这些导管对 ICU 患者的生命支持和疾病治疗有着重要意义，尤其气管插管常被称为患者的"生命通道"。非计划拔管（unplanned extubation，UEX）是指导管意外脱落或未经医护人员同意患者自行将导管拔除。据报道，UEX 发生率为 0.5%~35.8%，其中患者自行拔管占 90% 以上。UEX 一旦发生可引起不良后果，如拔除气管导管可导致缺氧、心脏骤停等，甚至增加病死率。因此，如何早期准确识别 UEX，是预防 UEX 的重要措施。

3. 研究目的

明确 ICU 患者非计划拔管的动作特征，为非计划拔管智能识别与预警提供参考。

4. 研究方法

采用观察法，调取 ICU 患者非计划拔管全过程视频图像，对其非计划拔管动作特征进行分析。

5. 研究参与者

采用目的抽样法，选取 2020 年 8 月至 2022 年 6 月成都市某三甲医院 ICU 治疗的患者。

6. 研究伦理问题

本研究已获得四川省某三甲医院研究所伦理委员会审查批准。

7. 资料收集方式

采用视频观察法，分两步骤完成：①根据 UEX 动作起始和结束时间点，用"爱剪辑"软件截取拔管开始至拔管结束的视频片段用于拔管行为分析。②观看截取的视频，对拔管行为进行详细分析，由二名护理硕士研究生分别独立完成，每段视频至少播放三遍。第一遍完整观看，旨在粗略了解患者拔管过程中的行为动作；第二遍详细观看，对患者拔管动作进行描述，总结并记录每个动作及持续时间，必要时暂停；第三遍结合评估记录再次完整观看，检查记录是否正确并查漏补缺。若有需要可酌情灵活增加播放次数直至该病例行为动作分析完毕。

8. 资料的整理与分析

应用 SPSS 22.0 软件进行统计分析。非正态分布定量资料采用 $M(P_{25}, P_{75})$ 描述；定性资料采用率或构成比描述。采用秩和检验，检验水准 $\alpha = 0.05$。

9. 研究结果

非计划拔管行为过程分为意图前期、意图拔管以及拔管完成三个阶段，且其时长比较差异有统计学意义($P<0.05$)。意图前期动作主要为上肢动作(82.1%),其次为头颈部动作(28.6%);上肢摸索最高(53.6%),其次为抬手(25.0%)、触管(25.0%)等。拔管动作拇指、示指参与度均为100%,中指参与度为71.4%。

10. 结论

本研究通过观察 ICU 患者 UEX 的视频图像,发现 UEX 行为动作的意图前期持续时间最长,主要为上肢动作,表现为摸索、抬手、触管等,拇指和示指参与度最高。应引入计算机视觉技术早期识别异常行为,达到预警目的,上肢四处摸索、抬手、挣脱约束、摇头是识别聚焦的重点动作。示指和拇指是动作识别的关键部位。

【案例分析】

本章阐述了观察法的类型、使用情形及操作步骤。观察法的优点在于它能够提供第一手的、真实的资料。然而,这种方法也有其局限性,如可能存在主观偏见、观察结果可能受观察者的影响等。因此,在使用观察法时,需要注意选择合适的观察者、避免主观偏见、系统地记录数据等。

【小结】

1. 观察法被用于在自然条件下通过感官或科学仪器考察并描述教育现象。它的特点是目的明确、真实自然、直接翔实。观察法可以划分为不同的类别,如自然观察法、实验观察法、直接观察法和间接观察法等。

2. 观察法的基本步骤包括:明确问题并选择观察对象、制定观察计划、进行观察准备、选择观察途径和方法、进行观察取样、设计观察表格及记录内容。这些步骤有助于确保观察的有效性和结果的准确性。

【课后练习】

1. 简述观察法的类型及其适用人群。

2. 选择一个观察主题,尝试制作观察记录表,进行观察实践。

第三节　文献法

文献法,又称文献研究法或文献综述法,是社会科学研究中的一种常用研究方法。它涉及对现有文献系统地搜集、整理、分析和评价,以揭示研究问题的现状、趋势和未解决的问题。文献法可以作为一种独立的研究方法,也可以作为其他研究方法(如田野工作法、实验法等)的补充。

一、基本信息

案例主题:护理质性研究文献计量学分析。
课时:45 min。
教学对象:护理专业本科生。

二、教学目标

1. 了解文献法的优缺点。
2. 熟悉文献法的设计与实施步骤。
3. 掌握文献质量评价的方法。

三、教学内容

1.知识点

文献法的实施步骤。

2.重点难点

①重点:文献法的步骤;②难点:文献质量的评价。

3.教学资料

文献资料、案例分析幻灯片、《护理研究》参考书籍。

四、教学实践

(一)理论教学实践

1. 文献法的优点

(1)省时省力:相比于田野工作法或实验法,文献法通常不需要投入大量的时间和资源。

(2)覆盖面广:可以覆盖大量的文献资料,为研究提供广泛的信息基础。

(3)有助于理论构建:通过文献法,研究者可以了解和评价现有的理论框架,为自己的研究提供理论基础。

(4)有助于研究设计:了解现有研究可以帮助研究者设计更为合理的研究方案。

2. 文献法的局限性

(1)二手资料:文献法依赖于他人的研究成果,可能存在信息失真或误解。

(2)时效性问题:文献可能过时,无法反映最新的研究进展或社会变化。

(3)出版偏差:已发表的文献可能只反映了特定观点或结果,存在出版偏差。

(4)理论局限性:文献综述可能受限于现有理论框架,难以发现全新的理论或观点。

3. 文献法的步骤

(1)确定研究主题:明确研究问题或研究领域,确定研究的范围和目的。

(2)文献搜索:通过图书馆、数据库、互联网等渠道搜集与研究主题相关的文献资料。

(3)文献筛选:根据研究问题和研究框架,对搜集到的文献进行筛选,排除不相关或质量较低的文献。

(4)文献整理:对选定的文献进行分类和整理,以便于后续的分析和引用。

(5)文献阅读与分析:详细阅读文献,提取关键信息,分析和总结文献中的主要观点、理论、方法和发现。

(6)文献评价:评估文献的可靠性、相关性和时效性,考虑文献的出版背景和研究者的偏见。

(7)撰写文献综述:将文献分析的结果写成文献综述,展示现有研究的全貌,指出研究的空白和未来的研究方向。

(二)科研教学实践

【案例】

瞿佳,翁雪玲,高玲玲.护理质性研究文献计量学分析[J].护理研究,2018,32(10):1637-1639.

1. 研究题目

护理质性研究文献计量学分析。

2. 研究背景

质性研究又称定性研究，是一种探索性、叙述性研究，通过整体观对某种特定情形下现象的特征以及涵义进行观察与解释。随着医学模式的转变以及护理研究的拓展与深入，质性研究在护理领域的应用越来越广泛。

3. 研究目的

分析护理质性研究文献特点，为今后研究者开展相关研究提供参考。

4. 研究方法

检索 2007—2016 年 Web of Science 数据库收录的有关护理质性研究的文献，分析文献的时间分布、主题分布、国家分布等。

5. 资料收集方式

本研究主要采用 ISI Web of Knowledge 为检索对象，采用主题检索，检索词为"TS = qualitative research * OR qualitative study * "，学科限定为"nursing"，发表年份跨度为 2007—2016 年，本研究在 2017 年 1 月 12 日完成检索，期刊影响因子采用 Web of Knowledge JCR 的最新数据。

6. 资料的整理与分析

从年发表文献数、高频主题词、学科领域、期刊分布、国家和机构分布、国内机构分布、作者以及引用率等方面对 2007—2016 年 Web of Science 数据库收录的关于护理质性研究的文献，通过 Bibexcel 与 Ucient 统计分析软件进行文献计量学指标及可视化分析。

7. 研究结果

共检索到 9329 篇护理质性研究文献，文献数量呈逐年增长趋势。质性研究领域与护理交叉最紧密的学科为肿瘤学、精神病学与儿科学。美国发表的文献数量最多。我国发文 414 篇。近年来主要的研究热点为患病人群(慢性病、艾滋病、癌症)、孕妇、护士及护生等人群的体验。

8. 结论

随着学科的发展，质性研究逐渐受到重视，越来越多的学者致力于护理质性研究，但我国护理质性研究与国外相比仍有较大的发展空间。探索慢性疾病(包括癌症)、孕妇等人群感受与护士、护生工作体验，从而构建临床及教学管理的循证实践是护理质性研究的主要研究方向。

【案例分析】

本章阐述了文献法在护理研究中的应用及其步骤。文献法大致可划分为七个步骤：确定研究主题、文献搜索、文献筛选、文献整理、文献阅读与分析、文献评价、撰写文章。在使用文献法时应根据研究问题和标准，评估文献的相关性、可靠性和有效性，选择合适的文献作为研究依据。

【小结】

1. 文献法是指研究者系统地搜索、收集、分析和综合已有的文献资料，以回答研究问题、支持研究假设或为新的研究提供理论基础。

2. 文献法的局限性包括文献的时效性、发表偏倚、研究质量的不一致性等。因此，在使用文献法时，研究者需要谨慎评估文献的质量和适用性。

【课后练习】

1. 在实际操作过程中，评价文献的质量和相关性。
2. 使用常用的数据库和搜索引擎查找文献。

第四节 田野工作法

田野工作法(field work method)是一种社会科学研究方法,主要用于人类学、社会学、民俗学、地理学、环境科学和其他相关学科。这种方法涉及研究人员直接进入特定的社会环境或自然环境,进行长期、深入的观察、访谈、记录和分析,以获得第一手资料和深入理解研究对象的实际状况。田野工作法的核心在于"参与观察",即研究人员不仅要观察研究对象,还要参与他们的日常生活和活动,从而更深入地理解他们的行为、信仰、价值观和社会结构。这种方法强调在自然环境中收集数据,而不是在实验室或人为控制的环境中。

一、基本信息

案例主题:住院老年痴呆患者喊叫行为背后意义的民族志研究。
课时:45 min。
教学对象:护理专业本科生。

二、教学目标

1. 了解田野工作法的定义、起源和发展。
2. 熟悉田野工作法的应用领域。
3. 掌握田野工作法的基本原理和方法。

三、教学内容

1. 知识点

田野工作法的实施。

2. 重点难点

①重点:田野工作法的具体方法;②难点:田野工作法的基本原理。

3. 教学资料

文献资料、案例分析幻灯片、《护理研究》参考书籍。

四、教学实践

(一)理论教学实践

1.田野工作法的起源

田野工作法的早期形式可以追溯到探险家、传教士和殖民地官员的记录,他们在与不同文化的接触中记录下了他们的观察和体验。19世纪末,随着人类学作为一门学科而形成,田野工作法开始被系统地用作收集关于"原始"或"非西方"社会数据的方法。其中,马林诺夫斯基(Bronisław Malinowski)被认为是现代田野工作的奠基者之一。在20世纪初,马林诺夫斯基在南太平洋的特罗布里恩群岛进行了长期的田野调查,他的工作奠定了人类学田野工作的基本原则,包括参与观察(participant observation)的方法。

2.田野工作法的基本原理和方法

田野工作法的基本原理和方法是社会科学研究中用于收集和分析第一手数据的核心技术。这些原理和方法通常涉及以下几个关键方面:

(1)基本原理

①实证主义:田野工作法基于实证主义哲学,强调通过直接观察和经验来获取知识。研究者通过亲身体验和观察来收集数据,而不是依赖第二手资料。

②参与观察:这是田野工作法的核心原理之一,指研究者深入到研究对象的日常生活和活动中,进行长期、深入的观察和参与,以获得对研究对象行为的深刻理解。

③语境理解:田野工作法强调在特定的社会和文化语境中理解行为和事件,而不是将其抽象或孤立地看待。

④整体性观点:田野工作法试图从整体上理解社会现象,而不是仅仅关注个别部分或侧面。

⑤反思性:研究者必须对自己的角色、预设、偏见和影响进行反思,以确保研究的客观性和可靠性。

(2)方法和技术

①观察法:研究者直接观察并记录人们的行为、互动和环境特征。这包括结构化观察(structured observation)和非结构化观察(unstructured observation)。

②访谈法:通过与个人或群体的访谈来收集数据。访谈可以是结构化的(有固定的问题列表)、半结构化的(有灵活的问题大纲)或非结构化的(开放式对话)。

③参与体验:研究者直接参与研究对象的日常活动,以获得更深入的理解和洞察。

④案例研究:深入研究特定案例,以获得对特定现象的深入理解。

⑤民族志:这是人类学中的经典方法,涉及对特定文化或社会群体的长期田野调查,以产生详细的文化描述和分析。

⑥口述历史:通过记录个人或社区的口述回忆来收集历史数据。

⑦问卷调查和量表：在某些情况下，田野工作者可能会使用问卷和量表来收集定量数据。

⑧档案研究：利用现有的文档和记录来收集数据，这些文档可以是官方文件、个人日记、报纸、照片等。

田野工作法的方法和技术可以根据研究问题和研究目的的不同而有所变化。研究者通常需要综合运用多种方法来获得全面的数据和理解。田野工作法的关键在于研究者能否灵活地适应不同的研究环境，同时保持对研究对象的尊重和对数据的客观性。

（3）田野工作法的应用领域

田野工作法是一种广泛应用于社会科学和人文学科的研究方法，其应用领域非常广泛，包括但不限于以下几个方面：人类学、社会学、民俗学、地理学、环境科学、历史学、教育学、政治学、社会工作和社会政策、文化研究、发展研究。田野工作法在这些领域的应用有助于研究者获得深入、全面的理解，促进理论的发展，并为政策制定和实践提供依据。通过田野工作，研究者能够直接接触和观察社会现象，从而获得更真实、具体的数据和信息。

（二）科研教学实践

【案例】

陈妮，程云，胡三莲.住院老年痴呆患者喊叫行为背后意义的民族志研究［J］.护理研究，2013，27（32）：3610-3614.

1.研究题目

住院老年痴呆患者喊叫行为背后意义的民族志研究。

2.研究背景

喊叫行为是住院老年痴呆患者经常出现的激越行为之一，也是临床护理中最棘手的问题，它不仅严重困扰了其他住院患者和老人的照顾者，而且也给老年痴呆患者所在的家庭和医院造成了很大的压力。然而，有关老年痴呆患者喊叫行为的研究却未引起足够的重视。近年来，虽然国内外不少量性研究对老年痴呆患者的激越行为进行了探讨，但是这些研究是从广泛的角度对这些行为进行了描述，很少有研究单独对某类具体行为进行探讨，而且他们应用的量性研究方法对深入理解这些行为的背后意义存在局限性。当今，许多学者开始认为激越行为的原因是多因素的，对这些异常行为的意义和目的的理解也许能进一步解释这些行为。

3.研究目的

探讨老年痴呆患者住院期间喊叫行为背后的意义。

4. 研究方法

采用焦点民族志研究方法，通过参与式观察和深度访谈法收集 6 例住院老年痴呆患者的喊叫行为资料。

5. 研究参与者

于 2012 年 1 月至 2012 年 2 月采用立意抽样法，选取某大学附属医院老年科和神经内科住院的老年痴呆患者 6 例。

6. 研究伦理问题

本研究已获得医院伦理委员会审查批准。

8. 资料收集方式

在资料收集期间，研究者向老年痴呆患者的家属和照顾者说明研究目的和研究过程，获得患者家属和照顾者的同意并签署知情同意书后，通过参与式观察和深度访谈的形式收集资料。研究者对每位失智老人进行为期 1 个月的参与式观察，深入到这 6 位失智老人的日常生活护理和治疗及相关检查中，并与患者及其照顾者和家属之间互动，包括白天和晚上，每位被观察对象的参与式观察次数平均为 10 次，参与式观察的每次时间为 3~4 h。以上参与式观察的内容均在现场记录，记录内容包括当时的情景因素、被观察者和受访者的用字遣词和语调以及行为表现等，并于观察结束后 24 h 内完成田野笔记。在参与式观察期间，研究者深度访谈这 6 例患者的主要照顾者，访谈内容主要是针对每位失智老人出现的喊叫行为，请其照顾者进行解释。因大多数照顾者拒绝进行录音，故尊重参与者的意愿，研究者对每一位受访者的谈话内容在访谈现场立即进行记录，并于访谈结束后数小时内书写田野笔记。每位访谈对象的平均访谈次数为 3~5 次，每次访谈时间为 20~50 min。

9. 资料的整理与分析

资料的分析和收集同时进行，采用 Spradley 的民族志分析法进行资料分析。Spradley 的民族志分析包括四个层面：范畴分析（domain analysis）、分类分析（taxonomic analysis）、成分分析（componential analysis）、主题分析（theme analysis）。范畴分析：研究者首先把田野笔记整理为文字资料，将每位失智老人视为一个案例，并从 1~6 依次编号，然后反复阅读文字资料，选取体现老年痴呆患者喊叫行为的分析单元，包括字、词组和段落，寻找这些分析单元里的有关喊叫行为背后意义的文化术语和这些术语之间的关系；分类分析：通过对术语之间的组织和归类来阐明喊叫行为背后意义的内部组织和喊叫行为背后意义的亚分类之间的关系；成分分析：比较体现在喊叫行为背后意义里的术语之间的相似性和差异性，检查这些术语之间的多种关联以及范畴与各个类目之间从属关系的正确性；主题分析：将整理出的类目归纳出文化主题。为保证资料的真实性，在资料分析过程中将分析内容与一名护理学教授进行讨论，最后比较分析结果的一致性。

10. 研究结果

在老年痴呆患者住院的情境中，可将失智老人喊叫行为的背后意义提炼为三个主题：智能和体能的受限性，向外界表达和进行沟通的一种方式，具有多重性、阶段性和情景性。

11. 结论

研究结果表明，失智老人的喊叫行为是失智老人智能和体能的退化，也是向外界表达和进行沟通的一种方式，并具有多重性、阶段性和情景性。医护人员和照顾者应该正确认识和理解这些喊叫行为，及时找出这些喊叫行为背后代表的意义，根据喊叫行为具体情境下的特定意义，有效应对这些喊叫行为。

【案例分析】

本章主要阐述田野工作法在护理临床中的应用。田野工作法的步骤通常包括：确定研究问题和研究设计；选择研究地点和研究对象；进行预调查以熟悉研究环境和对象；进入田野，进行观察、访谈和其他数据收集活动；记录和分析数据；编写田野笔记和最终研究报告。田野工作法的优点在于它能够提供丰富、深入的定性数据，帮助研究者更好地理解社会现象的复杂性和文化背景。然而，这种方法也有其局限性，如成本高昂、耗时较长、数据分析和解释可能具有主观性等。

【小结】

1. 田野工作通常涉及研究人员直接进入研究对象的自然或社会环境中，进行长期、深入的观察和互动，以收集数据和深入了解社会现象、文化特征、人类行为或环境状况。

2. 田野工作法的关键特点在于需要进行参与性观察，研究人员可能需要居住在研究地点，与研究对象共同生活，参与他们的日常活动，从而获得第一手资料。

【课后练习】

1. 简述田野工作法每个步骤的注意事项。
2. 请思考在处理田野调查中遇到的文化差异和伦理问题时应该如何解决。

第六章

现象学研究

现象学由埃德蒙德·胡塞尔（Edmund Husserl）创建，它既是哲学术语，也是一种研究方法。从诠释现象学的角度来看，现象学是一种描述、反思、解释和卷入的研究范式，目的是了解人们在此时此刻对自己所存在的这个世界的感知，探讨社会生活中经验的本质。从存在主义的角度，现象学研究存在四个特性，即时间性、空间性、身体性和社群性，也就是说现象学研究的是人类在此时此刻自身与其他人、事物、事件以及情势之间的关系。

第一节　Colaizzi 方法

Colaizzi 研究步骤是现象学研究常用的资料分析方法，该方法是由 Paul F. Colaizzi 在 Valle 和 King（于 1978 年）编辑的《心理学之存在主义现象学》（*Existential-phenomenological alternatives for psychology*）中撰写的其中一个章节：现象学家视觉中的心理学研究，详细描述了现象学研究资料的分析步骤与方法，以确保研究的真实性、准确性和可靠性。

一、基本信息

案例主题：中青年淋巴瘤患者社会回归体验的质性研究。
课时：45 min。
教学对象：护理专业本科生。

二、教学目标

1. 了解 Colaizzi 方法产生的背景、发展及应用。
2. 熟悉 Colaizzi 方法适用范围。
3. 掌握 Colaizzi 方法分析步骤。

三、教学内容

1. 知识点

Colaizzi 法七步分析步骤。

2. 重点难点

①重点：识别有意义的陈述、构建意义、详细描述；②难点：聚类主题、形成基本结构。

3. 教学资料

文献资料、案例分析幻灯片、《护理研究》参考书籍。

四、教学实践

(一)理论教学实践

1. Colaizzi 方法概述

Colaizzi 方法目前主要应用于质性研究中现象学研究资料的分析，该方法广泛应用于人文社会学、心理学等学科领域。在护理学领域，Colaizzi 方法也是护理研究者在质性研究资料分析中常用的方法之一，常用于分析与了解患者对于疾病相关症状、治疗、护理以及就医等的主观感受或体验。

2. Colaizzi 方法分析步骤

(1) 熟悉(familiarization)
研究者仔细、反复阅读每一个文本，结合现场笔记，充分熟悉和了解所有资料，并将自己的预设"悬置"，代入研究对象的经历与体验，以获得对所研究现象的整体感觉。

(2) 识别有意义的陈述(idengtifying significant statements)
提取与所研究现象相关的重要陈述，包括研究对象所做的和他(她)对该现象的经历或体验直接相关的陈述，为后续的分析提供有用的信息。在提取这些重要陈述时，要注意每个语句的的语境并做好标注。

(3) 构建意义(formulating meanings)
将这些重要陈述赋予意义的过程被称为构建意义，也就是对其进行编码。在编码过程中，研究者应尽可能"悬置"自己已有的与研究现象相关的预假设，用专业敏感度和开放的态度构建意义单元，再由另一位研究者核对并达成共识。

（4）聚类主题（clustering themes）

为了更好地阐明主题，研究者需将具有相似特征的重要陈述及其表述意义组合在一起形成主题群，再将这些相关的主题群集聚形成主题。为确保主题的真实性，研究者需再次重读原始文本，对主题及其意义进行推敲和反复思考，并由第二名研究者评估构建意义和主题形成的过程，最后由研究对象来证实这些发现是他们经历或体验的准确反映。

（5）详细描述（developing an exhaustive description）

由研究者整合所有的研究发现而产生，为确保对主题的定义和描述全面和准确，研究者需多次对资料、主题群和主题进行复核，在主题描述中可摘取或插入一些典型的原始陈述，以印证主题构建依据。在合并主题之后，研究团队和研究对象对正在调查现象的描述进行验证。

（6）形成基本结构（producing the fundamental structure）

研究者再次对这些描述进行反思和分析，去除任何多余或者滥用的描述或信息，以揭示这一现象的基本结构。就好比该研究结果被比作一个太阳系，太阳是中心现象，每个围绕太阳运行的行星代表一个主题，每个主题行星都受到中心现象引力的影响，那些对现象影响最大的主题具有最大的引力，且其轨道也离太阳这一中心现象最近。

（7）验证基本结构（seeking verification of the fundamental structure）

通过研究者阐述研究现象的结构反馈给研究对象，进行求证。并对研究现象的基本结构和描述进行修正，而修正之处必须由研究者重新从第一步开始逐步分析，以确保其准确地阐述了研究对象对该现象的体验。

（二）科研教程实践

【案例】

邢双双，濮益琴，胡雁，等.中青年淋巴瘤患者社会回归体验的质性研究［J］.中华现代护理杂志，2023，29（1）：42-45.

1. 研究题目

中青年淋巴瘤患者社会回归体验的质性研究。

2. 研究背景

淋巴瘤是血液系统第一大恶性肿瘤，我国18～60岁的淋巴瘤患者占88%，占比高于全球数据。因淋巴瘤诊断技术的提高，靶向治疗、精准治疗等治疗方案的治疗准确度和精确度提升，淋巴瘤5年生存率可高达88%。相比于其他年龄段的淋巴瘤患者，中青年淋巴瘤患者承担着父母、配偶、孩子等多重角色和更多的社会责任，在幸存期需面对生理、心理、社会等诸多挑战，因此有必要关注这类群体的社会回归现状。

3. 研究目的

深入了解中青年淋巴瘤患者社会回归的真实体验。

4. 研究对象与方法

采用目的抽样法，选取 2021 年 8 月至 9 月南京医科大学第一附属医院血液科收治的 17 例中青年淋巴瘤患者为研究对象。采用现象学研究方法与患者面对面深入访谈。应用 Colaizzi 七步分析法归纳分析并提炼主题。

5. 研究伦理问题

本研究经南京医科大学第一附属医院伦理委员会审批(审批号：2022-SR-120)。

6. 资料收集方式

本研究采用质性研究中的现象学研究方法，与患者进行面对面半结构式深入访谈。根据研究目的和文献回顾初步拟定访谈提纲，并对两例患者进行预访谈，根据访谈结果反复修改访谈提纲，最终确定如下：您被诊断为淋巴瘤后，您的生活都有哪些变化？您如何理解淋巴瘤患者的社会回归，包括哪些方面？您认为哪些因素阻碍或有助于您回归社会？访谈地点选择安静、舒适的会议室或者单人病房。访谈前告知患者课题的研究目的，在征得受访者知情同意后对访谈过程进行全程录音和笔录，并观察受访者说话的语气、表情、动作和情绪变化等，每次访谈时间为约 20~30 min。

7. 资料的整理与分析

访谈结束后，由两名研究人员在 24 h 内共同将访谈录音逐字逐句进行转录。采用现象学资料分析方法的 Colaizzi 七步分析法，对访谈资料进行分析：(1)仔细阅读所有转录资料；(2)将有重要意义的陈述析出；(3)对反复出现的观点进行标记并编码；(4)将编码后的观点汇集成主题；(5)写出详细、无遗漏的描述；(6)归纳出相似的观点；(7)返回受访者处求证。

8. 研究结果

共提炼出 3 个一级主题和 10 个二级主题，其中中青年淋巴瘤患者社会回归的意愿包括社会回归意愿坚定和社会回归态度消极；社会回归的范围包括重返工作、人际交往、家庭职责、休闲娱乐及生活方式；社会回归的影响机制包括疾病和治疗因素、精神因素、外在支持和经济能力。

9. 结论

中青年淋巴瘤患者的社会回归体验是一个多方面的动态改变过程，未来有必要进一步探讨此类群体的社会回归现状，深入挖掘异质性的影响因素和变化轨迹。

【案例分析】

本章主要阐述了质性研究中，现象学研究资料分析 Colaizzi 方法的产生背景、应用范围以及具体分析步骤。在 Colaizzi 七步分析方法中，构建意义、聚类主题和形成基本结构是该方法的核心步骤，也是评判研究分析结果准确性和可靠性的关键过程。

【小结】

1. Colaizzi 分析法分别为熟悉、识别有意义的陈述、构建意义、聚类主题、详细描述、形成基本结构和验证基本结构共七个步骤。

2. Colaizzi 分析法能够降低现象学研究资料的分析难度，提高质性研究资料分析的真实性、准确性和可靠性，帮助学生快速有效地进行质性研究资料分析与处理，促进质性研究分析过程的规范性，并提高研究报告质量。

【课后练习】

1. 简述 Colaizzi 分析方法每个步骤的要点。

2. 五人一组就某个经历或体验进行一段 10 min 左右的访谈，采用 Colaizzi 分析方法对访谈资料进行分析提炼主题及构建基本结构。

第二节　Giorgi 方法

Giorgi 方法是基于胡塞尔(Husserl)的描述性现象学方法发展而来，它是一种试图对个体的体验、态度、应对方式进行描述而不加以解释，以描绘真实世界为目的的一种分析方法。对于研究者而言，在研究过程中必须对其学科(心理学、社会学等)的视角具有特殊的敏感性，并对所研究的现象采取现象学还原的态度来分析这些描述。

一、基本信息

案例主题：白血病患儿母亲感受的研究。
课时：45 min。
教学对象：护理专业本科生。

二、教学目标

1. 了解 Giorgi 方法产生的背景、发展及应用。
2. 熟悉 Giorgi 方法适用范围。
3. 掌握 Giorgi 方法分析步骤。

三、教学内容

1. 知识点

Giorgi 五步分析方法。

2. 重点难点

①重点：如何从学科角度对研究数据进行组织和表达；②难点：陈述现象的结构。

3. 教学资料

文献资料、案例分析幻灯片、《护理研究》参考书籍。

四、教学实践

(一)理论教学实践

1. Giorgi 方法概述

Giorgi 分析方法是 Giorgi 在他著作的一篇《定性研究程序之现象学方法的理论、实践和评价》中提到哲学现象学研究方法包括三个相互关联的步骤，现象还原、描述和寻找现象本质，这三个步骤环环相扣。现象的还原是研究者结合直觉或经验，让现象或意识存在向其呈现出来；描述即在直觉或者经验的约束下，使用语言阐明现象或者意识存在；寻找本质则是向学者群体展示现象的特征和规律。Giorgi 认为这仅是哲学角度的分析方法，需从科学的层面上做出一些补充和修正，让现象学研究更情境化，也更依赖于学科的独特视角，于是形成了 Giorgi 分析方法。

2. Giorgi 方法分析步骤

第一步：收集文字资料(collection of verbal data)。数据资料可以通过描述和访谈两种方式获得，当描述和访谈一起使用时，描述通常是首先出现的，并作为访谈中进一步阐述的基础。一般来说，描述更简短但更有条理，访谈更散漫和混乱但更自然。访谈通常采取开放式的提问方式，以便受访者能充分表达他(她)的想法和观点。研究所寻求的是对主体经历和行为具体、详细的描述，因此研究者应尽可能忠实于主体所经历的事情。

第二步：阅读资料(reading of the data)。现象学研究方法更注重整体性，因此在开始分析资料之前必须通读所有研究资料，只保留对数据的全局感知，这对于后续确定各个部分如何构成非常重要。

第三步：将资料拆分成若干部分(breaking of the data into some kind of parts)。通过慢速重读描述和访谈形成意义单位，当研究者在描述中经历意义转换时，标记位置并继续阅读，直到辨析出下一个意义单位，以此类推。

第四步：从学科角度对数据进行组织和表达(organization and expression of the data from a disciplinary perspective)。即组织和描述原始资料。一旦意义单位建立起来，就必须对它们进行反复推敲、探索和重新给这段意义单元赋予一个总结性、能抓住本质的词或短语，以使每个单位的学科价值更加明确。这一步骤的关键是，受访者的陈述通过研究人员的自由想象转化为学科术语。

第五步：对数据进行综合或总结，以便与学术界进行交流(synthesis or summary of the data for purposes of communication to the scholarly community)。每个意义单位要根据适当的学科视角被本质化，并用学科的语言重新描述，并确定哪些对所研究的现象是必要的，哪些不是。在研究者自由想象下，从学科的角度陈述具体的、与生活经验相关的基本结构，形成多个主题。通过阐述现象结构，形成整体性的结构描述。

(二)科研教程实践

【案例】

马洁,许丽旋,林淑芬.白血病患儿母亲感受的研究[J].中华护理杂志,2012,47(3):222-224.

1.研究题目

白血病患儿母亲感受的研究。

2.研究背景

白血病是儿童时期最常见的恶性肿瘤,15岁以下儿童白血病发病率为4/10万左右,约占该时期所有恶性肿瘤的35%。患儿一旦被诊断白血病后,会成为父母日后生活上最大的压力。母亲是孩子最主要的照顾者,不仅要照顾患儿生活,还要承受生理、心理上的压力,导致如失眠、月经不调、身体疼痛等症状,同时,还面对担心患儿病情、化疗不良反应、疾病预后的不确定感,以及生活上的困扰与调试等问题。本研究旨在了解白血病患儿母亲在陪伴孩子诊疗中,真实的内心感受及照顾经验,协助、支持患儿母亲适应角色改变,为发展综合性健康护理措施提供依据。

3.研究目的

探讨长期照顾白血病患儿母亲的经验感受。

4.研究对象与方法

采用便利取样法,选取儿科血液病房白血病患儿的母亲为研究对象。本研究采用现象学研究法,依据半结构式访谈提纲进行访谈。采用Giorgi分析法进行资料的整理、分析及归类。

5.资料收集方式

提纲内容:①当得知孩子疾病诊断时,您的心情如何;②孩子住院过程中,您遇到的困扰;③孩子做化疗时,您的心情、想法;④如何面对这些问题与困扰;⑤您希望得到的帮助。取得研究对象同意后全程录音。访谈中,研究者除耐心倾听外,还要专注访谈对象的表情、动作等非语言行为。访谈结束后,将录音内容配合观察,写成活动记录。访谈时间1~2 h,在收集10名对象的资料后,信息达到饱和,停止资料的收集。

6.资料的整理与分析

先将录音的内容完整地写成文字,变成叙述文本,然后仔细、反复阅读文本,取得整体概念。研究者以心理学的观点和研究的焦点,从文本中挑出有意义的单元。详细阅读有意义的单元,找出有意义的单元和各单元之间的联系,以及每个单元与整体的关系,再组合单元中所存有的共同特性,形成主题。将调查此现象的结果整合,形成结构性的描述。

7. 研究结果

白血病患儿母亲的照顾感受可归纳为四个主题:母性角色的创伤、孤独执行母性角色、疾病的不确定感和维持自我的稳定。

8. 结论

研究母亲照顾白血病患儿的真实经验及内心感受,可协助护理人员提供个性化护理,为发展综合性健康护理措施提供依据。

【案例分析】

Giorgi 分析方法是在哲学现象学研究方法的基础上演变而来,其中第四步描述和第五步寻找现象本质是该方法的核心步骤,考验研究者的专业敏感度,也是将研究现象形成整体结构概念的关键。

【小结】

1. Giorgi 方法分析步骤分别为:收集文字资料、阅读资料、将资料拆分成若干部分、从学科角度对数据进行组织和表达、对数据进行综合或总结,以便与学术界进行交流。

2. 在 Giorgi 分析方法中,研究者作为研究工具,是该分析方法的关键,研究对象的陈述被研究者转化为符合研究人员的学科直觉,经过自由想象变化的过程,这种直觉变得稳定并形成学科术语被阐述出来。

【课后练习】

1. 选择一段质性访谈资料,将该资料逐步拆分成若干个意义单元。

2. 两人一组选择 4~5 个意义单位分别从学科的角度对其进行组织和表达,并相互讨论。

第三节 Van Manen 方法

Van Manen 方法是以海德格尔（Heidegger）倡导的存在主义现象学（existential phenomenology）为哲学基础，强调本体论，是一种解释现象学研究方法。所谓存在主义，意为存在于此世界，即人是存在于世界中的，只能通过语境去理解人。Van Manen 认为现象学研究的目的是对现象的洞察，通过反思、质疑、回忆和对人类经验的原始意义进行解释的一个概念过程，并强调研究过程的时间性、空间性、身体性和社群性四大主题。

一、基本信息

案例主题：T 细胞白血病病毒 1 型相关脊髓病/热带痉挛性截瘫（HAM/TSP）患者的生活经验。

课时：45 min。

教学对象：护理专业本科生。

二、教学目标

1. 了解 Van Manen 方法产生的背景、发展及应用。
2. 熟悉 Van Manen 方法适用范围。
3. 掌握 Van Manen 方法分析步骤。

三、教学内容

1. 知识点

Van Manen 方法分析步骤。

2. 重点难点

①重点：提炼意义单元、主题分析；②难点：归纳相似的意义单元、确立主题并明确主题间联系。

3. 教学资料

文献资料、案例分析幻灯片、《护理研究》参考书籍。

四、教学实践

(一)理论教学实践

1. Van Manen 方法概述

Van Manen 方法大量运用于生活世界，包括反思自身觉知和意向性等经典现象学概念。与 Giorgi 方法相反的是，Van Manen 认为想要回到事情的本质，不能忽视已知的一切，而是主张解释、澄清已有的信念和偏见，以便更好地评估既有想法的优点与不足。存在的核心就是此时此地的经验，现象学研究的目的就是理解和捕捉人们参与世界的本质是什么，将人们的描述看作一种感知，一种解释。Van Manen 方法重点介绍如何通过访谈、观察、虚拟或文学来源来寻求经验材料，该方法广泛运用于护理、医学、临床心理学、教育学等专业领域。

2. Van Manen 方法分析步骤

第一步：获取对文本资料的整体感。通过沉浸式阅读访谈、观察等所得资料，从直觉上获得对资料的整体感知。

第二步：提炼意义单元。通过阅读资料，标注并划分有意义的陈述，重点把握所研究的现象，对有意义的陈述进行编码并提炼出意义单元。

第三步：归纳相似的意义单元。全面理解现象各个要素，对研究对象的思想、感受、反应等进行提炼加工，将类似或针对同一问题的编码归在一处，将相关联的意义单元聚类，形成主题群。

第四步：主题分析。将各个主题群进行归类与汇总。根据之前相似的意义单元归纳、汇总所得的资料，进一步归纳提炼形成初步的亚主题和主题。这个过程是循环往复的，在主题分析时可能会打破之前归纳的类属，发现研究现象新的要素。

第五步：确立主题并明确主题间联系。将初步获得的主题再次与每一份文本资料、提炼的意义单元、归纳汇总的意义单元等进行对照，判断是否反映现象的本质。再次进行综合汇总，形成最后的主题，并思考主题间的内在逻辑，进行调整。

第六步：信息核实。返回研究对象处进行信息核实，从资料中找到相应的摘录范例，澄清解释分歧，形成解释性文本。

(二)科研教程实践

【案例】

Davoudi M, Boostani R, Manzari S Z . Lived Experience of Human T-cell Leukemia Virus type-1-Associated Myelopathy/Tropical Spastic Paraparesis（HAM/TSP）：A Phenomenology Study.［J］. Iranian journal of medical sciences, 2024, 49（5）：294-301.

1. 研究题目

T 细胞白血病病毒 1 型相关脊髓病/热带痉挛性截瘫（HAM/TSP）患者的生活经验：现象学研究。

2. 研究背景

T 细胞白血病病毒 1 型（HTLV-1）相关的脊髓病导致患者在生活方面经历诸多变化。深入了解这些变化可以帮助医护人员改善护理质量、帮助决策、满足医疗期望并有效地管理患者。然而，没有关于 HTLV-1 相关脊髓病/热带痉挛性截瘫患者经历和问题的相关研究。

3. 研究目的

解释 HTLV-1 相关脊髓病/热带痉挛性截瘫患者的生活经历。

4. 研究对象与方法

这项定性研究使用解释学现象学研究方法，通过目的抽样于 2022 年在伊朗马什哈德医院招募研究对象。通过对 20 例 HTLV-1 相关脊髓病/热带痉挛性截瘫患者进行 21 次半结构化深度访谈收集数据。在 MAXQDA/2020 软件中使用 Van Manen 提出的六个步骤对数据进行分析。

5. 研究伦理问题

该研究获得了马什哈德医科大学伦理委员会（IR. MUMS. REC. 1399. 391）的伦理批准。研究对象在被告知研究目的等内容后签署了知情同意书。

6. 资料收集方式

本研究以解释学现象学为基础，在医院的一个单间进行面对面的半结构化访谈（收集时间从 2021 年 7 月到 2022 年 1 月），每次访谈持续 65 ~ 105 min。研究者向研究对象解释了研究的目的，没有一个患者拒绝参加访谈。在每次访谈之前，研究者事先与研究对象进行协调。研究者接受了定性研究方法和访谈方面的培训。

访谈提纲是在进行和分析第一次访谈后制定的。访谈以"你是如何发现这种疾病的？"开始。然后逐渐引入"请告诉我，与 HAM/TSP 生活在一起对你的日常生活有什么影响？"。接下来访谈问题继续深入，比如"请再解释一下"、"这是什么意思？"，直到 20 例访谈后没有新的想法出现。在选择研究对象时确保差异最大化。一名研究对象被邀请参加第二轮访谈，以获得进一步的资料。在获得研究对象同意后，访谈过程中使用录音设备收集资料。

7. 资料的整理与分析

在这项研究中，遵循了 Van Manen 方法的六个步骤。使用 MAXQDA/2020 软件

（VERBI，Germany）进行数据管理。Van Manen 提出了三种提取主题元素的方法：整体、选择性和局部。在整体方法中，研究者将文本视为一个整体，并试图理解文本的全部含义。研究者问自己"表达文本主要含义的关键词是什么？"的这种方法被称为"文本判断"。在本研究中，每个访谈文本都被多次阅读。在对研究资料形成一个大致的理解后，研究者根据访谈提纲将研究对象访谈内容解释为描述性的。这一阶段使研究人员更多地参与到所研究的现象中。最后，研究人员用一个或多个句子表达对文本的总体印象。在选择性方法下，研究人员创造短语或句子来帮助澄清目标现象，然后提取主题句或意义单元。按照详细的方法，研究人员逐行阅读每个访谈的文本，并提取与 HAM/TSP 现象有关的关键词或短语。提取主题表达式（描述性代码）后，通过将每次访谈的主要内容与之前的访谈进行比较，找出它们之间的相似性和关系。然后根据识别的关系，将它们分类为主要代码。通过比较和识别主要代码之间的关系，根据它们的关系和相似性归纳出子类别，最后创建了类别和主题，并在此过程中解决了主要的研究问题。在研究的各个阶段，研究人员不断从访谈资料到提取的主题或组成部分间来回反复分析。

8. 研究结果

通过分析研究对象的叙述形成"自给自足和社会尊严降低"的主题，其中包括三个主要类别，"理想的个人和社会生活中断"，"角色能力的感知降低"，以及"强制性改变不愉快的生活方式"。

9. 结论

HTLV-1 相关的脊髓病/热带痉挛性麻痹会慢慢使患者感觉不足，并引起尊严的退化感。这种疾病完全改变了患者个人和社会生活。因此，由于姑息治疗的不可治愈性和疾病进展性，应该为他们提供有尊严的生活支持。

【案例分析】

本章主要阐述了质性研究中，现象学研究资料分析 Van Manen 方法的产生背景、应用范围以及具体分析步骤。在 Van Manen 六步分析方法中，主题分析、确立主题并明确主题间联系是该方法的核心步骤，强调解释研究现象的本质以及研究过程的时间性、空间性、身体性和社群性四大特性是该分析方法的主要特点。

【小结】

1. Van Manen 分析方法分别为获取文本资料的整体感、提炼意义单元、归纳相似的意义单元、主题分析、确立主题并明确主题间联系和信息核实共六个步骤。

2. Van Manen 分析方法强调研究过程的时间性、空间性、身体性和社群性四大特性，认为只有通过反思、书写、再书写以及主题分析，研究者才能把生活体验中的本质和意义描绘和诠释清楚。

【课后练习】

1. 简述 Van Manen 分析方法每个步骤的要点。
2. 小组思考并讨论 Van Manen 分析方法与 Giorgi 分析方法的异同之处。

第七章
循证护理实践

循证护理实践（evidence-based nursing practice，EBNP）是一种临床解决问题的工作方法，是护士以临床护理实践中发现的具体问题为出发点，将解决该问题的最佳证据与临床情景、患者意愿、自身专业判断结合，应用于患者的护理实践。循证护理实践旨在运用最佳的研究证据指导临床实践，包括四大核心要素，即最新最佳证据（the best available external evidence）、护理人员的专业判断（clinical expertise）、患者的偏好（patient preferences）和应用证据的情景（context）。

循证护理实践过程主要包括以下八个步骤：①明确问题；②系统的文献检索；③严格评价证据；④通过系统评价汇总证据；⑤传播证据；⑥引入证据；⑦应用证据；⑧评价证据应用后的效果。与传统护理相比，循证护理实践能提高护理服务质量，改善患者结局，提高患者依从性和满意度，降低医疗成本。

第一节 发热护理的循证实践

发热，又称体温过高，是指由于任何原因引起的体温调节中枢的调定点上移而导致体温升高超过正常范围，是儿童最常见的症状之一。发热作为一种生理机制，并非一种疾病，其本身对抵抗感染有一定的积极作用。然而，当今社会部分人群认为儿童必须保持"正常"的体温，对发热症状常过度担心和过度治疗。因此，为提升儿童发热管理实践质量和保障患儿安全，儿童发热护理亟待进行循证实践研究。

一、基本信息

案例主题：儿童发热管理临床实践指南解读和内容分析。
课时：45 min。
教学对象：护理专业本科生。

二、教学目标

1. 了解发热的常见护理措施。
2. 熟悉文献的检索工具、方法和步骤。
3. 掌握文献的筛选、文献的纳入及排除标准、内容分析法的概念和步骤。

三、教学内容

1. 知识点

发热常见护理措施。

2. 重点难点

文献的检索与筛选、文献的纳入及排除标准、内容分析法、临床指南研究。

3. 教学资料

文献资料、《护理研究》、《护理学研究方法》、《内科护理学》、《医学统计学》和计算机等。

四、教学实践

(一)理论教学实践

1. 发热常见护理措施

(1)降低体温：①物理降温；②药物降温。

(2)加强病情观察：①观察生命体征，定时测体温，若体温在 37.5~38.9 ℃每天测量 4 次，若体温大于或等于 38.9 ℃每天测量 6 次，待体温恢复正常 3 日后，改为每日 1 次，注意发热类型、程度及经过，及时注意呼吸、脉搏和血压的变化；②观察是否出现寒战、意识障碍等伴随症状；③观察治疗效果。

(3)补充营养和水分。

(4)促进患者舒适：①提供舒适的休息环境：环境安静、干净整洁、温湿度适宜；②安置舒适体位；③保持皮肤完整和清洁：及时清洁汗液，保持床单位和衣物清洁、干燥、整洁；④保持口腔卫生：加强口腔护理；⑤安全护理：对于躁动不安、谵妄的高热患者应防止患者坠床、舌咬伤，必要时用床档、约束带约束患者。

(5)心理护理：发热患者会产生紧张、不安、害怕等心理反应，给予精神安慰，尽量满足患者的需要。

2. 文献检索

（1）概念

文献检索是指根据学习和工作的需要获取文献的过程。

（2）步骤

①明确检索目的与要求，确定检索词：

检索词通常包括关键词和主题词。

关键词又称自由词，是指从文献的标题（篇名、章节名）、摘要或正文中提取的能够反映文献主要内容的词语。关键词是未经规范化处理的自然语言，具有灵活性、易于掌握、查找方便等特点。关键词方便查找最新出现的专业名词术语，目前较常用且较受欢迎。但因其未经规范化处理，不同作者对同一概念用词不统一，所以，用关键词检索时必须考虑到与检索词相关的同义词、近义词等，否则容易造成漏检，影响查全率。以"儿童发热管理临床实践指南"为例，可确定检索词为"儿童""发热""临床实践指南"等关键词，为了检索全面，需将"儿童"有关的近义词"小儿""患儿"等词，"发热"有关的近义词"体温升高""体温过高""发烧"等词，"临床实践指南"的有关近义词"实践指南""循证性临床指南""临床指南"等词作为关键词逐一进行检索。

主题词（subject heading），是指经过规范化处理的能够反映文献主题内容的专业名词或词组。主题词用于标引和揭示文献的主题内容，对于提高文献信息检索的准确率具有十分重要的意义。它取自主题词表，最常用的医学主题词表是美国国家医学图书馆出版的《医学主题词表》（Medical Subject Headings，MesH）。此外，MesH 表还专门列有与主题词配合使用的副主题词表。副主题词（subheading）是对主题词所探讨的某一方面内容加以限定的词，其作用是增强主题词的专指性，通常用通配符"／"与主题词一起使用，例如："肿瘤／护理"。

②选择检索工具或数据库：

常见的中文医学检索数据库有《中国期刊全文数据库万方数据资源系统》《CNKI》《中文科技资料目录》《国外科技资料目录》《中国科技期刊数据库》《超星数字图书馆》《中国生物医学文献数据库》等。尽量要选择编制质量高、收录文献量大、报道及时、索引齐全、使用方便的检索工具。

③确定检索途径：

检索途径是指通过文献信息的特征去检索文献。常用以下八种检索途径：

a. 题名：包括书名、刊名、文献篇名。

b. 责任者：包括个人、团体作者、编者、译者等。

c. 机构名称和出版物（如刊名）名称，其实际是抽样检索法，即抽取所要检索的重要机关或重要出版物内的相关信息。

d. 号码检索：检索有号码标识的文献信息，如：ISTP、CPCI、EI、CA 中的化学物质登记号、标准文献的标准号、科技报告的报告号和一般资料的资料号等。

e. 分类号：即分类检索，根据文献信息内容的学科分类来进行检索。

f. 主题词和关键词：使用检索词汇直接检索。

g. 任意字段：指在计算机检索中所选的检索词在数据库中对每条记录的所有字段都进行检索，其结果的检全率通常较高。

h. 布尔逻辑：指在计算机检索中使用布尔逻辑算式将检索项联结成检索表达式，其优点是检索步骤简化，检索时间缩短，也可以用分步检索，这样可以得到各个步骤的详细检索结果。

④调整检索策略：

初步拟订检索策略后进行文献查询，应根据检索结果进行评价，如果不满足检索需求，需要反复修改检索策略，直至查询到满意的结果为止。检索策略调整可以使用以下两种方法：一是扩大检索范围，提高查全率；二是缩小检索范围，提高查准率。

⑤获取文献。

3. 内容分析法

（1）概念

内容分析法是一种对文献等研究内容作客观、系统和定量分析的研究方法。它利用定量统计分析法和数据分析工具对研究对象进行处理，以频数的形式给出结果，从统计数据中得出结论。内容分析法的实质是对文献内容所含信息量及其变化进行分析，即由表征的有意义的词句推断出准确意义的过程。因此，内容分析的过程是层层推理的过程。

（2）实施步骤

①提出研究问题或假设。②确定研究范围。③抽样：第一阶段，一般是对内容的原始资料进行抽样；第二阶段，选择分析样本的迄止时间；第三阶段，选择内容。当确定了原始资料和日期以后，便进入抽样的下一个阶段。研究者限定在已抽取的样本中选择分析的内容。④定义分析单元。⑤建立分析的类目。⑥建立量化系统。⑦进行内容编码：将分析单元置于内容类目，该步骤是内容分析中最费时，也是最有意义的一个环节。⑧分析数据资料。⑨解释结论。⑩信度和效度检验：信度是对文献编码一致性、分类准确性和方法稳定性的检验；效度是指结论与事实的相符程度，以及理论研究结果的适用性。

（二）科研教学实践

【案例】

王琪，苏绍玉，刘腊梅，等.儿童发热管理临床实践指南解读和内容分析[J].护理学杂志，2021，36（14）：28-31.

1. 研究题目

儿童发热管理临床实践指南解读和内容分析。

2. 研究背景

发热是儿童最常见的症状，占常见临床症状的三分之一。发热作为一种生理机制，并非一种疾病，大多数儿童发热与自限性的病毒感染有关。发热本身对抵抗感染呈有益作用，暂无证据表明发热会导致病情恶化或长期的神经系统并发症。然而，发热症状经常引起家长的关注与担心，许多家长在孩子发生低热或没有发热时，也会使用退烧药，认为儿童必须保持"正常"的体温。"发热恐惧症"自 20 世纪 80 年代提出，其发生率并没有随着时间推移而明显下降，且在儿童照顾者和医务人员中持续存在，可能导致对发热儿童的过度治疗而忽略了降温的本质目的。目前已有多部指南以改善发热儿童舒适度为目的提出相应的临床实践推荐意见。然而国内外指南发布与更新时间不同，证据更新和推荐意见也出现些许差异，指南制定过程中的规范性和指南质量也有所不同。本文对儿童发热管理的相关临床实践指南进行内容分析，旨在为国内临床工作者提供参考，提升儿童发热管理实践质量和保障患儿安全。

3. 研究目的

对国内外儿童发热临床实践指南中发热管理相关内容进行文献内容分析，为临床医务人员进行儿童发热管理提供参考。

4. 研究方法

采用内容分析法，对通过文献检索获取的国内外儿童发热临床实践指南中发热管理相关内容进行分析，检索时限为 2010 年 1 月至 2021 年 2 月。

（1）确定纳入与排除标准。

（2）检索策略：采取主题词和自由词结合的方式进行检索。中文检索词包括："儿童""发热""热性惊厥""指南""共识""推荐意见"等。英文检索词包括：child, children, pediatric, fever, pyrexia, pyrexias, febrile seizure, pyrexial seizure, practice management, care, guideline, guidelines as topic, practice guideline。

（3）资料来源：计算机检索：①临床实践指南相关网站，包括医脉通临床指南网站、美国国家指南文库（National Guideline Clearinghouse，NGC）、英国国家卫生和临床示范研究所（The National Institute for Health and Clinical Excellence，NICE）、英格兰校际指南网络（Scottish Intercollegiate Guidelines Network，SIGN）、加拿大安大略注册护士协会（Registered Nurses' Association of Ontario，RNAO）；②相关循证数据库，包括 PubMed、Cochrane Library、Up to Date 数据库、CNKI、万方数据库；采用滚雪球方式手动检索相关文献的参考文献，纳入儿童发热管理相关指南或共识。检索时限为 2010 年 1 月至 2021 年 2 月。

（4）资料分析：采用内容分析法对最终纳入指南的内容进行分析，提取指南信息包括名称、发布组织、国家、发布/更新时间、作者人数、参考文献数和指南类型，根据主题确定分析单元并制定归类标准，以计算机检索获得的临床实践指南为分析样本，以提及频次作为统计指标。由两名研究员分别采用临床指南研究与评估系统（Appraisal of Guidelines for Research & Evaluation Ⅱ（AGREE Ⅱ）对纳入指南进行质量评价。对于同一条目，评分存在较大差异时由两名研究员讨论后决定，若讨论后仍不能解决，由循证医学专家介入讨论。

5. 研究结果

（1）指南检索结果：初步纳入指南 16 部，通过获取全文并阅读后排除重复和不符合要求的指南，最终纳入 10 部指南，见表 7-1。

表 7-1　纳入指南的基本信息

序号	指南	发布组织	国家	发布/更新时间	作者人数	参考文献	指南类型	质量评价
1	儿童发热及解热药应用的临床报告	美国儿科学会（AAP）	美国	2011/—	28	85	专家共识	B
2	热性惊厥临床实践指南：儿童单纯热性惊厥神经诊断评估指南	美国儿科学会（AAP）	美国	2011/—	6	23	循证性指南	B
3	世界卫生组织住院儿童照护口袋书：2013 年儿童常见病管理指南	WHO	—	2013/—	17	29	实践手册	—
4	5 岁以下儿童发热：评估和初步处理	NICE	英国	2007/2019	—	—	循证性指南	A
5	儿童急性发热管理：2013 年社区医疗保健卫生者和药师管理指南	比勒陀利亚大学儿科和儿童保健系	南非	2013/—	8	23	循证性指南	C
6	2016 年意大利儿科学会儿童发热管理指南更新	意大利儿科学会（SIP）	意大利	2009/2017	15	34	循证性指南	B
7	日本热性惊厥管理新指南	日本儿童神经学学会（JSCN）	日本	2015/2016	15	53	循证性指南	B
8	中国 0 至 5 岁儿童病因不明急性发热诊断和处理若干问题循证指南	《中国 0 至 5 岁儿童病因不明急性发热诊断和处理若干问题循证指南》制定工作组	中国	2016/—	13	101	循证性指南	B
9	热性惊厥诊断治疗与管理专家共识	中华医学会儿科学分会神经学组	中国	2016/2017	11	25	专家共识	—
10	解热镇痛药在儿童发热对症治疗中的合理用药专家共识	国家呼吸系统疾病临床医学研究中心	中国	2020/—	23	57	专家共识	—

（2）儿童发热临床实践指南的内容分析：10 部指南的推荐意见主要涉及体温测量、发热评估、干预和健康教育四个方面，析出了 14 项儿童发热管理推荐意见，见表 7-2。

表 7-2　儿童发热管理临床实践指南的内容分析

主题	提及频次	建议
目标	21	降低发热引起的不适感是管理发热儿童的主要目标
体温测量		
测量工具	8	推荐使用电子温度计或红外线温度计；不推荐使用水银温度计，可能会因为水银或玻璃渣发生意外受伤
部位	8	人体的核心体温为直肠温度，考虑到有创性和患者安全，不推荐对儿童经直肠或口腔测温；推荐测量部位为腋窝和鼓膜；不推荐测量前额温度，其准确度不高
发热评估		
初始评估	10	评估并监测发热儿童生命体征、毛细血管再充盈时间、有无危及生命的临床表现如气道、呼吸、循环的异常以及意识水平下降等，同时积极评估有无发生败血症的可能
风险评估	4	推荐使用 NICE 指南的交通信号灯系统，将发热儿童分为低危（绿区）、中危（黄区）和高危（红区），根据不同危险级别采取不同的处置措施
舒适度评估	4	推荐使用新生儿疼痛与不适量表或 Wong-Baker 面部表情疼痛量表评估发热儿童舒适度
病因评估	7	除了发热症状之外，依据实验室检查、阳性体征或疾病特征临床表现等判断病因
干预		
药物干预	24	对乙酰氨基酚和布洛芬有效性与安全性相当，不推荐两种药物联合使用或交替使用，同时不推荐解热镇痛药和含有相当成分的复方感冒药合用；对有慢性疾病如支气管哮喘、糖尿病、肝功能异常、心功能不全、恶性肿瘤或出血性疾病的儿童选择解热镇痛药时需权衡利弊；不推荐糖皮质激素和阿司匹林作为儿童退热药
药物使用时机	7	降低体温不是使用药物的唯一目的；推荐在发热儿童出现不适感时即可使用退热药物[3, 8, 24]
非药物干预	20	不推荐乙醇擦拭/擦浴或冰水浴等，因为可能会增加儿童的不适感；可以使用局部措施如降温贴、降温毯、温水毛巾敷额头，降低室内温度、适当减少儿童衣物等，对于发热儿童穿着衣物不宜过少也不可过度包裹
支持性照护	16	发热儿童应及时评估脱水情况，并定时补充水分预防脱水；对于母乳喂养的儿童，母乳是最佳的液体补充来源

续表7-2

主题	提及频次	建议
热性惊厥	8	使用药物不能预防热性惊厥的发生，儿童发生热性惊厥时首先保证安全，防止意外如误吸、窒息、坠床、碰伤等发生，如需使用药物止惊首选地西泮
健康教育		
家长教育	16	家长教育十分重要，包括对发热儿童居家风险评估、脱水评估、对乙酰氨基酚和布洛芬的使用，以及药物的标签管理，防止儿童过量或意外服用引起药物中毒；告知家长降温的主要目的是减轻发热儿童的不适感，而不是单纯降低体温，同时对发热的定义、益处和监测方法等进行宣教，以及减轻家长焦虑和紧张情绪
医务人员教育	12	加强医务人员发热相关知识培训，其态度和行为会影响家长以及发热儿童的情绪

6. 结论

相关临床实践指南为发热儿童管理提供了有效证据，应结合我国实际情况整合指南推荐意见和最新研究证据，指导临床实践。

【案例分析】

该研究采用内容分析法，以2010年1月至2021年2月为检索时限，对通过文献检索获取的国内外儿童发热临床实践指南中发热管理相关内容进行文献内容分析，为临床医务人员进行儿童发热管理提供了一定参考。

【小结】

1. 用关键词检索时必须考虑与检索词相关的同义词、近义词等，否则容易造成漏检，影响查全率。

2. 主题词的特点是经过规范化处理的能够反映文献主题内容的专业名词或词组，对于提高文献信息检索的准确率具有十分重要的意义。

3. 初步拟订检索策略后若不满足检索需求，需要反复修改检索策略，直至查询到满意的结果为止。一方面需扩大检索范围，提高查全率；一方面需缩小检索范围，提高查准率。

4. 内容分析法的实质是对文献内容所含信息量及其变化进行分析，即由表征的有意义的词句推断出准确意义的过程。

【课后练习】

1. 列举临床实践指南相关网站有哪些。

2. 什么是主题词？什么是关键词？怎么形成最佳检索策略？

3.简述内容分析法的概念和实施步骤。

4.内容分析法实施步骤中，最费时但最有意义的环节是什么？

5.什么是信效度？

第二节 透析疗法生存率的循证实践

透析疗法是利用半渗透膜去除血液中的代谢废物和多余水分并维持酸碱平衡的一种治疗方法。透析疗法并不能治愈尿毒症或肾功能衰竭，其作用是尽量以人工肾来取代已失去功能的肾脏，从而维系患者生命。透析疗法可分为血液透析和腹膜透析两种。血液透析（hemodialysis，HD）是将患者的血液和透析液同时引进透析器（两者的流动方向相反），利用透析器（人工肾）的半透膜，将血中蓄积的过多毒素和过多的水分清出体外，并补充碱基以纠正酸中毒，调整电解质紊乱，替代肾脏的排泄功能。腹膜透析（peritoneal dialysis，PD）是利用腹膜作为半透膜，通过腹透管向腹腔注入腹透液，利用患者自身腹膜进行血液与透析液之间的溶质交换，通过弥散原理清除毒素，纠正电解质及酸碱平衡紊乱，通过渗透原理（向腹透液内加葡萄糖以提高腹透液的渗透压）达到超滤脱水，替代肾脏的排泄功能。二者各有利弊。腹膜透析的设备较血液透析简单，可在床边操作，又可避免体液平衡的突然变化，可居家进行操作，对患者日常生活、工作影响较小，且易于保护患者残余肾功能。血液透析起效较快，在医院或透析中心进行，可及时发现患者不适症状，但因其存在机体血流动力学不稳定、透析膜生物相容性等问题，患者常伴发心脑血管疾病、贫血、继发性甲状旁腺机能亢进等疾病。

生存率是指接受某种治疗的患者或患某病的人中，经若干年随访（通常为 1、3、5 年）后，尚存活的病例数所占的比例。其计算公式如下：

$$生存率 = \frac{随访满\ n\ 年尚存活的病例数}{随访满\ n\ 年的病例数} \times 100\% 生存率$$

生存率反映了疾病对生命的危害程度，可用于评价某些病程较长疾病的远期疗效。在某些慢性病、癌症、心血管疾病、结核病等的研究中常应用。

一、基本信息

案例主题：老年终末期肾病患者行血液透析和腹膜透析的生存预后及生存率的影响因素分析。

课时：45 min。

教学对象：护理专业本科生。

二、教学目标

1. 了解透析疗法、血液透析疗法、腹膜透析疗法的概念。
2. 熟悉生存率的概念、生存曲线图最常见的错误。
3. 掌握生存分析的统计方法。

三、教学内容

1. 知识点

透析疗法、血液透析疗法、腹膜透析疗法、生存率的概念。

2. 重点难点

生存分析的统计方法、生存曲线。

3. 教学资料

文献资料、《护理研究》、《护理学研究方法》、《内科护理学》、《医学统计学》和计算机等。

四、教学实践

(一)理论教学实践

1. 生存分析的统计方法

①估计：根据样本生存资料估计总体生存率和其他有关指标。常用 Kaplan-Meier 法估计生存率。②比较：对不同组生存曲线进行比较，常采用 Log-rank 检验与 Breslow 检验。③影响因素分析：目的是探索和了解影响预后的因素，或平衡某些因素的影响后，研究某个或者某些因素对生存的影响。通常以生存时间和生存结局作为因变量，而将其影响因素，比如年龄、性别、治疗情况等作为自变量，通过拟合生存分析模型，筛选影响生存时间的保护因素和有害因素。

2. 生存曲线

以生存时间为横轴、生存率为纵轴绘制的阶梯状图形称为 Kaplan-Meier 生存曲线（survival curve），简称 K-M 曲线。生存曲线图最常见的错误是不标出删失数据点而丢失有关信息。

(二)科研教学实践

【案例】

白建祥. 老年终末期肾病患者行血液透析和腹膜透析的生存预后及生存率的影响因素分析[J]. 实用医院临床杂志，2018，15（3）：44-47.

1. 研究题目

老年终末期肾病患者行血液透析和腹膜透析的生存预后及生存率的影响因素分析。

2. 研究背景

终末期肾脏疾病患者早期一般无明显症状，后期患者肾脏代谢功能明显降低，体内水电解质、代谢废物等不能被主动排出体外，可引起一系列尿毒症症状。透析是终末期肾病患者主要治疗方式，虽然透析技术相对成熟，但每年仍有 20% 行维持性透析治疗患者死亡，特别是老年患者，自身合并基础疾病较多，免疫力较低，5 年生存率较低。常用的透析治疗是腹膜透析（Peritoneal dialysis, PD）和血液透析（Hemodialysis, HD），但临床中针对老年终末期肾病患者，PD 和 HD 透析方式的选择存在较多争议。PD 和 HD 透析方式的选择一方面会影响国家治疗经费的支出，另一方面会影响患者的生存质量和生存率。目前，临床对于 HD 和 PD 在应用过程中患者的预后及生存率的影响因素尚不完善。本研究探讨老年终末期肾病患者行 HD 治疗和 PD 治疗的生存预后及生存率的影响因素。

3. 研究目的

探讨老年终末期肾病患者行 HD 和 PD 的生存预后及生存率的影响因素。

4. 研究方法

选取 2009 年 1 月至 2014 年 12 月某院收治的 100 例老年终末期肾病患者，根据透析方式不同分为 PD 组 53 例和 HD 组 47 例，观察两组各项临床资料、生存率及死亡原因等情况，统计影响患者生存率的高危因素。

5. 研究结果

两组 1~5 年生存率及死亡原因状况比较，差异无统计学意义（$P>0.05$）。高龄（≥80 岁）、糖尿病肾病及总综合并发症指数（comprehensive complication index, CCI）≥5 均能显著影响老年 HD 组的生存率（$P=0.022$、0.045、0.004）；高龄（≥80 岁）、血浆白蛋白<35 g/L 及前白蛋白>30 g/L 均能显著影响老年 PD 组的生存率（$P=0.029$、0.041、0.013）。

6. 结论

行 HD 治疗和 PD 治疗的老年终末期肾病患者生存率无明显差异。高龄、糖尿病、总 CCI≥5 是行 HD 治疗的老年终末期肾病患者生存率高危影响因素；高龄、血浆白蛋白偏低、前白蛋白偏低是行 PD 治疗的老年终末期肾病患者生存率高危影响因素。

【案例分析】

本文献选取 2009 年 1 月至 2014 年 12 月某院收治的 100 例老年终末期肾病患者，根据透析方式不同分为 PD 组 53 例和 HD 组 47 例，观察两组各项临床资料、生存率及死亡原因等情况，统计影响患者生存率的高危因素，进一步完善了临床对于 HD 和 PD 在应用过程中影响的患者的预后及生存率因素，为老年终末期肾病患者行 HD 治疗和 PD 治疗决策提供一定依据。

【小结】

1. 生存分析的统计方法主要包括估计、比较和影响因素分析。

2. 以生存时间为横轴、生存率为纵轴绘制的阶梯状图形称为 Kaplan-Meier 生存曲线，简称 K-M 曲线。生存曲线图最常见的错误是不标出删失数据点导致丢失有关信息。

【课后练习】

1. 腹膜透析最严重的并发症是(　　　)

A. 腹膜透析管堵塞　　　　B. 腹膜炎　　　　C. 腹痛　　　　D. 出口处感染

2. 简述血液透析的适应证和禁忌证。

3. 简述腹膜透析的适应证和禁忌证。

4. 简述生存率的概念。

5. 举例说明 Kaplan-Meier 法的操作步骤。

第三节　PICC 导管相关血流感染风险预测模型的构建

经外周置入中心静脉导管（peripherally inserted central catheters，PICC）是指经外周静脉置入导管，使导管尖端位于上腔静脉或下腔静脉与右心房交界处的静脉输液通道。由于其留置时间长，安全性能佳，可建立长期安全的静脉通路，常用于需要长期反复输注化疗药物的患者，是癌症患者治疗和支持性护理的重要工具。PICC 虽具有降低药物对血管的刺激作用，减少药物外渗发生的风险，减少反复穿刺带来的疼痛等优点，但也存在一定的风险，比如发生导管堵塞、导管感染、导管异位、导管相关血栓等并发症。其中，导管相关血流感染（catheter-related bloodstream infections，CRBSI）是最严重的并发症之一，发病率为0.2%～9.2%。一旦发生 CRBSI，将会给患者及医院造成诸多危害及损失，甚至危及患者生命安全。因此，亟待构建一种最优的 CRBSI 预测模型，以提高 CRBSI 预防工作的准确度。

一、基本信息

案例主题：肿瘤患者 PICC 导管相关血流感染风险预测模型的构建。
课时：45 min。
教学对象：护理专业本科生。

二、教学目标

1. 了解 PICC 的概念、并发症。
2. 熟悉 PICC 导管相关血流感染的影响因素。
3. 掌握风险预测模型构建的研究方法。

三、教学内容

1. 知识点

导管相关感染的评判标准。

2. 重点难点

风险预测模型构建的研究方法。

3.教学资料

文献资料、《护理研究》、《护理学研究方法》、《内科护理学》、《医学统计学》和计算机等。

四、教学实践

(一)理论教学实践

1.导管相关感染的评判标准

(1)局部感染：主要表现为穿刺点周围出现压痛、红肿、红斑、水疱、硬结或有脓性分泌物从穿刺点流出。

(2)导管相关血流感染(CRBSI)：带有血管内导管或者拔除血管内导管 48 h 内患者出现菌血症或真菌血症，并伴有发热(T>38 ℃)、寒战或低血压等感染表现，且除静脉导管外没有其他明确的感染源。

2.风险预测模型

(1)概念

风险预测模型又称临床预测模型、预测指数、预测规则、风险评分，是一种通过纳入多个变量(如临床指标、生化指标、影像学等)预测结局发生情况的统计学模型。它可对患者的疾病发生、严重程度分层、风险和转归等临床情况进行预测，帮助医务人员更准确地评估患者的疾病风险和预后，识别高危人群，提高临床决策的准确性和个体化程度。

(2)分类

风险预测模型研究包括无外部验证的模型开发研究、有外部验证的模型开发研究、预测模型验证研究和预测模型临床效果研究四类，不同类型的预测模型研究证据强度不同，如表 7-3 所示，级别越高，证据可靠性越好。

表 7-3　临床预测模型研究分类及证据等级

特征	诊断模型	预后模型
目标	将个体准确地分为疾病阳性和疾病阴性组，帮助医疗保健专业人员做出准确和及时的诊断，指导后续的诊断试验，并启动适当的治疗策略	提供疾病的未来病程变化或结果的预测，以指导患者的管理决策，帮助医疗保健专业人员评估患者的风险，计划适当的干预措施，并提供个性化的治疗建议
研究设计	通常被设计为横断面研究，但也可为病例对照研究。要求短时间内收集预测因子信息并根据金标准判断疾病存在与否	通常为队列研究，本质上是纵向研究，具有前瞻性。需要从某一既定状态开始对患者进行研究并得到相应结局信息

续表7-3

特征	诊断模型	预后模型
时间顺序	侧重于在测试或评估时确定疾病或病症的当前状态，要求在评估时提供有关疾病存在与否的信息	侧重于预测未来事件或特定时期的结果，旨在提供有关长期预后和潜在疾病进展的信息
应用	支持临床医生确定是否存在特定疾病，以帮助准确诊断疾病和病症，尽早开展适当的治疗和管理	用于各种医学领域，帮助医疗保健专业人员估计患者的生存、疾病复发、治疗反应，并指导个性化护理的决策
结局类型	二分类	二分类、生存事件

（3）开发过程

风险预测模型开发的过程包括数据收集、模型构建、性能评估、模型验证、模型应用和更新等环节。

（4）质量评价

与其他研究一样，开发临床预测模型也会产生偏倚风险，PROBAST（prediction model risk of bias assessment tool）工具可用于评估预测模型开发研究偏倚风险及其适用性，为模型的选择、改进和应用提供支持。PROBAST工具包括研究对象、预测变量、结局和统计分析四个领域共20个条目，涵盖了预测模型开发和验证过程中的关键偏倚风险来源，如样本选择、数据收集、模型选择和评估等。研究者进行模型开发研究时可将其作为参考，以提高模型研究的质量。

（二）科研教学实践

【案例】

陶雍，毛静玉，薛嵋，等.肿瘤患者PICC导管相关血流感染风险预测模型的构建[J].中国护理管理，2022，22（11）：1718-1721.

1.研究题目

肿瘤患者PICC导管相关血流感染风险预测模型的构建。

2.研究背景

经外周静脉置入中心静脉导管（peripherally inserted central catheter，PICC）是目前临床上肿瘤静脉化疗患者常用的一种静脉输液通道，但在导管留置期间可能会出现多种并发症，其中导管相关血流感染（catheter-related bloodstream infections，CRBSI）是最严重的并发症之一，发病率为$0.2\% \sim 9.2\%$。一旦发生CRBSI，不但增加患者痛苦，还会延长住院时间和增加住院费用，甚至威胁患者生命。因此，分析PICC患者CRBSI发生的相关因素，对其进行预防及治疗有重要临床意义。既往报道的CRBSI的影响因素包括年龄，合并糖尿病、高血压，置管时间、次数、部位、导管规范维护等。然而，尚少见针对肿瘤患者精准地预测 CRBSI 发生的影响因素的报道和预测模型构建研究。本研究回顾性分析 11 901 例 PICC 置管肿瘤患者的资料，分析 CRBSI 的危险因素，建立列线图风险预测模型，旨在为临床预防肿瘤患者 CRBSI 的发生提供一定参考。

3. 研究目的

分析肿瘤患者 PICC 留置期间发生 CRBSI 的危险因素并建立预测模型。

4. 研究方法

回顾性分析 2017 年 1 月至 2019 年 12 月在上海市某三级甲等医院血管通路护理门诊进行 PICC 置管、维护并拔管的 11 901 例肿瘤患者资料，用 Logistic 回归分析发生 CRBSI 的危险因素，基于危险因素建立列线图预测模型并进行内部验证。

5. 研究对象

以 2017 年 1 月至 2019 年 12 月在上海某三级甲等肿瘤医院血管通路护理门诊进行 PICC 置管且资料完整的患者为研究对象。纳入标准：为本院门诊置管患者，经病理诊断证实为恶性肿瘤，在本院行化疗、实施导管维护并拔管的患者。排除标准：本院住院部置管、维护及拔管的患者。

6. 资料收集方式

回顾性分析本院血管通路软件数据库中符合纳入标准的 11 901 例患者资料。

7. 资料的整理与分析

用 SPSS 23.0 统计软件进行数据分析，计数资料采用频次、构成比、率表示，采用卡方检验进行比较分析，多因素分析采用二分类非条件 Logistic 回归分析，以 $P<0.05$ 为差异有统计学意义。按照 7∶3 的比例将研究对象随机分为训练集和验证集，根据多因素分析结果构建列线图预测模型，通过受试者工作特征(receiver operating character，ROC)曲线下面积(area under curve，AUC)和校准曲线对其有效性进行评价。应用 R3.5.3 软件的 caret 程序包以 Bootstrap 法进行内部验证，应用 RMS 程序包计算一致性指数(C-index)，C-index 越接近 1，表明模型区分度越好。

8. 研究结果

PICC 留置期间 CRBSI 的发生率为 0.39%。回归分析显示皮炎、导管相关性血栓、局部感染、渗液为 CRBSI 的独立危险因素。训练集列线图预测模型预测曲线趋势接近标准曲线，C-index 为 0.825(95%CI：0.78~0.91)，验证集 ROC 曲线下面积为 0.950(95%CI：0.917~0.996)，验证集预测曲线趋势接近标准曲线。

9.讨论

肿瘤患者 PICC 留置期间的皮炎、导管相关性血栓、局部感染、渗液是 CRBSI 的独立危险因素，本研究建立的列线图模型具有良好的预测能力和区分度，有利于筛查高风险患者，具有较好的应用价值。

【案例分析】

该研究发现，肿瘤患者 PICC 留置期间出现的皮炎、导管相关性血栓、局部感染、渗液是发生 CRBSI 的危险因素。其建立的列线图模型具有较好的预测能力和区分度，可用于预测 CRBSI 的发生概率，有利于临床筛查 CRBSI 高风险患者并采用有效的预防措施。然而，由于该研究为回顾性研究，在数据收集方面可能存在不足，如基础疾病信息仅收集了糖尿病和高血压情况，后续可进一步完善血管通路软件数据库。

【小结】

1. 风险预测模型开发的过程包括数据收集、模型构建、性能评估、模型验证、模型呈现和更新等环节。

2. 与其他研究一样，开发临床预测模型也会产生偏倚风险，PROBAST 工具可用于评估预测模型开发研究偏倚风险及其适用性，为模型的选择、改进和应用提供支持。

【课后练习】

简述风险预测模型的开发过程。

第八章

量表研制

　　量表(scale)是指凡能将某种事物或者概念数量化，划分成等级或范畴的工具。在心理学中，由于人的心理活动、行为表现等主观意识成分较大，应用量表这一工具，可以将各种心理活动和表现加以分级和定量化。虽然量表很难像物理学仪器或化学试剂检测一样精确，但是量表在一定程度上可以反映人心理活动的呈现频率或程度，从而使研究工作具有一定的客观性、可比性和可重复性。

第一节　量表编制

　　量表是常用来评估受试者心理能力、状态，以及评定个体行为的一种测量工具，也是心理测验的常用工具，为心理学诊断提供重要参考依据，是心理卫生和医学心理咨询中重要的研究工具之一。量表分类多种多样，根据量表灵敏度和特异性可分为诊断量表和筛查量表，根据评估人和评估对象的关系可分为自评量表和他评量表等。

一、基本信息

案例主题：房颤服用华法林患者自我管理量表的编制及信度效度检验。
课时：45 min。
教学对象：护理专业本科生。

二、教学目标

1. 了解潜变量的概念、临界比值法。
2. 熟悉量表的项目形式。
3. 掌握量表编制步骤和量表数据统计分析。

三、教学内容

1. 知识点

量表的项目形式、缺失值置换方法。

2. 重点难点

临界比值法、同质性检验、主成分分析方法。

3. 教学资料

文献资料、案例分析幻灯片、《护理研究》参考书籍。

四、教学实践

(一)理论教学实践

1. 量表概述

量表是由多个项目构成,换算成一个复合分数,用来反映不易用直接方法测量的潜伏理论变量的水平或程度。而这种潜伏理论变量就是我们常说的潜变量,用来反映潜伏的现象或构念。潜变量难以直接观察到,不易显现,且不是恒常的,它们在某些方面如强度或数量上是可变的。

2. 量表编制步骤

(1)明确潜变量

在编制量表之前,首先需要明确的是研究目的或者需要测量的概念也就是潜变量是什么。我们需要明确潜变量的定义并对其概念进行界定,以确保我们编制的量表涵盖的项目内容能准确并全面地反映潜变量的界定范围,因为以理论为指导有助于量表总体框架的构建。因此,研究人员必须对潜变量进行明确定义,并确定一种理论模型来指导量表编制,尽可能详细地描述潜变量与已知现象或行为的关系,这是量表总体框架架构的关键。

(2)建立项目池

在明确潜变量和量表总体框架后,根据概念及框架编制量表项目。项目的形成有两种方式。一是运用已有量表项目进行修订,指通过查找文献,在已运用的成熟量表中查找与测量潜变量相关的项目,在原作者许可下,对量表或者部分项目进行修订或者文化调适,以符合自身研究需求。二是自行编写项目,编制者通过回顾文献资料、以往经验、参考专家意见以及访谈预测人群以及量表使用者相关人群等方式,创造性地思考预测潜变量的属性和本质。在所定义的潜变量和理论框架界限之内挖掘所有项目类型，且每个项目表述内容均是潜变量的具体表现。将所有项目汇集形成一个项目池，这个项目池中的每一个项目都是针对具体测量潜变量内容而组成，可作为最终入选量表项目的候选选项。

（3）决定项目形式

在项目生成的同时，研究者需考虑到项目的形式问题，从而使两者相互兼容。第一种是通过列出表述潜变量不同水平或程度的项目，被试则在相连一起的临近项目做出正确反应，直到某个临界点，而这个临界点则是用来反映被试对于潜变量的品性水平。第二种是通过编写一系列项目，这些项目对不同水平的潜变量做出反应，当被试选择的某个项目与待测潜变量相匹配时，则该项目反映被试对潜变量的应答结果。第三种是项目的应答类型，也就是项目答案选项的设置方式，主要有两分制、单选题式、多选题式、排序式、等级评分式等。目前李克特型量表（Likert scale）是最常用的项目形式之一，这种类型的项目通常题干为陈述某种现象或行为，伴随的项目答案选项是对该陈述内容的赞同或认可程度，这些程度的差距大体相等，如实践中常配备六个选项，即"强烈反对"、"中度反对"、"有点儿反对"、"有点儿赞同"、"中度赞同"、"强烈赞同"，或者再加上一个表示中立态度的中间点选项。

（4）专家评审最初项目池中的项目

邀请与所测内容或潜变量领域相关的学科专家对项目池进行评审，确认或否认研究者对潜变量的定义、界定范围及整体框架，并对每个项目与预测潜变量之间的关联性进行评定。如对每个项目给出保留或删除意见，或对项目的相关性、重要性进行评分，并对项目表述提出修改，补充未编写入条目池的项目，以使量表的内容效度最大化。

（5）项目的筛选与排序

根据专家评审意见，研究者结合自己量表编制的原理对项目池中的项目进行筛选与修改，取消冗余项目，保持语言简洁、清晰、无歧义和未使用暗示性语句，便于理解，避免在同一个项目中询问多重问题。同时，量表项目需遵循伦理中的隐私原则，项目内容不能暴露研究对象身份。最后将保留并修改后的项目进行排序，如根据潜变量类属关系将项目分组排列，或者根据项目形式，将类似项目归类，或者根据由易到难、由普通问题到敏感问题等先后顺序进行排版，以利于研究对象更好地完成量表填写。

（6）编制指导语言

指导语通常位于量表项目前，是一段引导研究对象进行量表填写的简短文字，主要用来说明调查的目的和主要内容、填写方法以及填写时间等。

（7）开展预调查

在量表正式用于施测对象之前，还需要小范围在对象人群中开展测试，以确保量表内容的可读性、项目应答选项的完整性和项目用于受测对象的适合性。

（8）在样本身上施测项目

在量表初步完成编写后，就得把这些项目应用于目标人群中收集量表使用数据以进一步分析评价量表项目，根据数据结果再次筛选项目，最终定出组成量表的项目。

3. 量表的统计分析

（1）数据核验与转换

在收集量表和整理数据过程中，常常遇到受试者遗漏填写部分题项的情况，将这些量表作为无效数据可能会浪费很多有用的信息，对于这类量表数据出现少量无数据题项被称之为缺失值，可以通过缺失值置换方法来处理。常用的缺失值置换方法有数列平均数、附近点平均数、附近点中位数、线性内插法以及点上线性趋势等方式。将反向计分的题项进行数值转换，并通过数据分析软件核查是否存在遗漏处理的缺失值以及因键入错误而超过题项范围的数据。

（2）量表项目分析

量表项目分析的主要目的在于检验编制的量表或测验个别题项的适切或可靠程度，探究高低分的受试者在每个题项的差异或进行题项间同质性检验，以作为题项筛选的依据。在项目分析的判别指标中最常用的分析方法是临界比值法，指通过将量表题项得分加总，求出各受试者在量表上的总分，将分数得分进行排序，找出得分前 27% 和得分靠后 27% 的受试者得分，并分成高分组与低分组，通过 t 检验求出高低两组受试者在各题项平均数的差异显著性，也就是极端值的临界比，将 t 检验结果未达到显著性的题项删除，一般取临界比值的 t 值标准设为低于 3.000 则考虑鉴别度差，建议删除该选项。除了临界比值法作为项目分析指标外，也可以采用同质性检验进行题项筛选，如果个别题项与量表总分的相关系数未达到显著或者低度相关（相关系数低于 0.400），表示该题项与整体量表的同质性不高，建议删除。

（3）因素分析

在项目分析完后，为检验量表的建构效度，需进行因素分析，找出量表潜在结构，通过尝试性减少题项数目，使之变成一组较少而彼此相关较大的变量。因素分析在共享因素的抽取时，常采用主成分分析方法，以线性方程式将所有变量加以合并，计算所有变量共同解释的变异量，该线性组合称为主要成分。一般取成分特征值大于 1 的因素作为保留共同因素数目的依据，抽取主成分后的共同性低于 0.2 时可考虑将该题项删除。

（二）科研教学实践

【案例】

卢冰清，童淑萍，惠杰，等.房颤服用华法林患者自我管理量表的编制及信度效度检验［J］.中国护理管理，2018, 18（6）：761-765.

1. 研究题目

房颤服用华法林患者自我管理量表的编制及信度效度检验。

2. 研究背景

房颤（atrial fibrillation，AF）是最常见的室上性心律失常，华法林是目前临床常用的有效治疗方法，但它有导致出血的风险，需要患者自我监测。

3. 研究目的

构建房颤服用华法林患者自我管理量表。

4. 研究方法

通过文献回顾、半结构式访谈、德尔菲专家咨询法以及预实验构建初始量表。

5. 研究参与者

采用方便取样法，于 2016 年 6 月至 10 月期间分别抽取在江浙沪地区的 5 家三级甲等医院就诊的门诊或住院服用华法林抗凝的房颤患者为研究对象。纳入标准：①符合房颤诊断标准，病程≥1 个月；②服用华法林抗凝治疗，且时间≥1 个月；③年满 18 周岁；④有理解能力或能够独立阅读完成调查表；⑤知情同意，自愿参加本次研究。

6. 资料收集方式

统一培训课题组成员，有 2 名研究生赴上海和浙江现场发放问卷，统一使用指导语言以确保调查的同质性；向患者说明调查目的和意义，让其自行填写；对于文盲、视力下降的患者，研究者按顺序朗读条目内容，语言简洁明确，然后由患者选择，所有问卷当场收回；重测间隔时间以内容基本遗忘、不受病情或治疗环境等客观情况的影响为原则随机抽取 15 例患者间隔 10 天再次填写量表来检验重测信度。每份问卷的完成时间需 8～25 min，平均完成时间约 12 min。

7. 资料的整理与分析

本研究共发放问卷 160 份，6 例拒绝填写，剔除 5 份漏项≥25% 的问卷，得到有效问卷 149 份，有效回收率为 93.13%。采用 SPSS 18.0 软件包对数据进行分析。德尔菲专家咨询中专家的积极程度用积极系数来表示，即专家咨询表的回收率；专家的权威系数（Cr）根据判断系数（Ca）、熟悉系数（Cs）计算，公式为：$Cr = (Ca+Cs)/2$。项目分析采用独立样本 t 检验；信度采用 Cronbach's α 系数、重测信度和相关分析评定；内容效度根据内容效度指数（content validity index，CVI）公式计算；结构效度采用探索性因子分析；已知族群效度采用方差分析检验。

8. 研究结果

探索性因子分析得到含有 22 个条目的 6 个公因子，累积解释变异率达 60.054%，内容效度指数为 0.988，内部一致信度 Cronbach's α 系数为 0.773，重测信度为 0.829。

9. 结论

该量表具有良好的信度、效度，可用于评价房颤服用华法林患者的自我管理能力。

【案例分析】

本章主要阐述了量表及潜变量的概念，量表编制的主要步骤，以及常用的量表项目筛选的统计学方法。初学者能够快速掌握量表编制以及资料处理和统计分析方法，快速有效地进行量表项目研制和资料分析处理。

【小结】

1.量表是用来反映不易用直接方法测量的潜伏理论变量的水平或程度。明确潜变量的定义并对其进行界定，是量表编制良好效度的基础。

2.量表编制的主要步骤是明确潜变量、建立项目池、决定项目形式、专家评审最初项目池中的项目、项目的筛选与排序、编制指导语言、开展预调查、在样本身上施测项目。

3.项目分析中临界比值的 t 值标准为 3.000，同质性检验相关系数标准取 0.400。

4.因素分析中，取成分特征值大于 1 的因素作为保留共同因素数目的依据，抽取主成分后的共同性低于 0.2 作为题项删除标准。

【课后练习】

1.查阅量表编制相关文献，找出该量表的潜变量以及指导量表编制的理论框架。

2.查阅量表编制相关文献，标出该文献量表编制步骤，评价该文献量表的真实性和可靠性。

第二节　研究工具性能测定

　　量表作为抽象概念测量常用的研究工具，其性能的高低直接影响到研究能否准确测量目标潜在变量以及所收集数据的准确性和研究结果的可靠性，甚至会改变整个研究设计，影响研究结论。信度和效度是用来反映研究工具性能高低的两个指标，量表的信度通常用内在信度和外在信度来反映，量表的效度通常用内容效度、校标关联效度和建构效度等来反映。量表在正式用于研究前，需测量其信度和效度，确保研究工具能有效反映潜在变量的程度或水平。

一、基本信息

案例主题：慢性心力衰竭患者运动依从性量表的编制及信效度检验。
课时：45 min。
教学对象：护理专业本科生。

二、教学目标

1. 了解信度、效度的概念。
2. 熟悉信度、效度的评价标准。
3. 掌握检验量表信度、效度的测量方法。

三、教学内容

1. 知识点

信度和效度的概念及其测量指标。

2. 重点难点

Cronbach's α 系数、折半信度、重测信度、内容效度、结构效度、校标关联效度的测量方法。

3. 教学资料

文献资料、案例分析幻灯片、《护理研究》参考书籍。

四、教学实践

(一)理论教学实践

1. 信度的概念

信度是指测验或者量表工具所测得结果的稳定性和一致性,也就是说,在使用同一测量工具反复测量相同研究对象时,所得测量结果的一致程度越高,标准误越小,该测量工具的信度越大。因此,信度是估计测量的误差有多少,以反映出实际真实量数程度的一种指标。

2. 信度的测量

信度分为外在信度和内在信度两类。

外在信度是指不同时间测量的量表所得结果一致性的程度,重测信度是量表外在信度最常使用的检验方法。重测信度代表受试对象在不同时间得分的一致性,因而又称之为稳定系数。而前后两次测量的时间间隔以第一次测量对第二次测量结果不产生影响为宜,但不能间隔太长,以免因客观因素改变而影响测量结果,通常建议测量时间间隔 2~3 周以上,并根据研究工具所测量的潜在变量的性质、测量环境进行调整。

内在信度即每一个量表是否测量单一概念,反映组成量表题项的同质性程度或内在关联性如何,内在关联性越大或同质性越好说明量表的内在信度越佳,Cronbach's α 系数是检验量表内在信度最常用的方法,其次还有折半信度和适用于题项应答类型如是非题等二分类的 K-R 信度系数。Cronbach's α 系数最常用于李克特型量表,α 系数值介于 0~1 之间,值越高代表量表的内部一致性愈佳。通常 α 系数在 0.65 至 0.70 是最小可接受的一致性,在 0.70 至 0.80 之间表示信度较好,处于 0.80 至 0.90 之间表示量表信度很高,若量表处于 0.90 以上说明量表信度非常好。所谓折半信度是将量表的题目分成两半计分,根据受试对象在两半题项上所得分数计算两者的相关系数。测验量表折半信度时,一般将量表根据奇数题项或偶数题项分割成两个次量表,或者根据题项排序将前半部分题项与后半部分题项分成两部分,再求出两个次量表的相关系数,相关系数值越高,说明量表的同质性越好。

3. 效度的概念

效度是指能够测到该测验所想要测量的潜在变量到何种程度,也就是该研究工具能真正反映所期望研究的心理状态或行为特质的程度。效度是反映潜在变量测量的正确性或可靠性,如果某量表反映目标潜在变量的程度越高,测量越贴切,则该量表的效度越好。评价效度指标有内容效度、结构效度和校标关联效度等。

4. 效度的测量

内容效度(content validity)是指量表内容或者题项的适切性与代表性,即量表题项能否反映所要测量的潜在变量,以及最终能否达到测量的目的。内容效度常以题项分布的合理性、全面性等来判断,从题项构成进行逻辑分析,也称之为逻辑效度。内容效度通常建立在研究者大量文献回顾、工作经验以及逻辑分析等基础上,多由专家委员会进行评议。内容效度指数是最基本的评估内容效度的方法,通常是邀请研究工具研制相关领域的专家组成专家组就量表题项与潜在变量的相关性进行评价。量表内容效度值在0.90及以上时,则认为研究工具有较好的内容效度。

结构效度(constuct validity)指能够测量出潜在变量的程度,也就是实际测量的分数能解释多少某一潜在变量。结构效度反映的是测量工具与其所依据的理论或概念框架间的契合程度,它重点是了解量表的内在属性,探究量表测量的是什么,该量表能否测量出目标潜在变量等问题。潜在变量越抽象,量表结构效度的建立越复杂,目前应用较多的是通过因子分析来构建。因子分析包括探索性因子分析和验证性因子分析,探索性因子分析旨在找出量表潜在结构和维度,减少题项数目,使之变成一组题项少而彼此相关较大的变量。验证性因子分析则是用来检验量表结构效度的适切性和真实性,评估理论或概念框架所导出的计量模型是否适当与合理。

校标关联效度(criterion-related validity)是指测验与外在校标间关系的程度,如果相关越高,表示此测验的校标关联效度越高。选择外在校标的工具,其量表自身需具备良好的信效度,两者相关系数越高,表明研究工具的效度越好。校标关联效度依据其使用时间间隔的长短分为预测效度和同时效度,预测效度是指量表测验结果与将来校标指标之间关系的程度,同时效度是指量表测验结果与当前同期测量的校标指标之间的关系,又称之为实证性效度。

(二)科研教学实践

【案例】

孙爱萍,丁雯,王斐,等.慢性心力衰竭患者运动依从性量表的编制及信效度检验[J].中华护理教育,2023,20(10):1217-1222.

1. 研究题目

慢性心力衰竭患者运动依从性量表的编制及信效度检验。

2. 研究背景

慢性心力衰竭患者运动过量会导致心力衰竭的症状加重,甚至发生意外,而运动不足则无法达到运动康复效果。因此,评估患者的运动依从性并及早干预对促进患者康复十分重要。目前针对慢性心力衰竭患者运动依从性的测量,大多以运动时间、频率、强度等客观数据为主,缺乏包含慢性心力衰竭患者态度等主观感受的运动依从性评估工具,相关研究开展受到限制。

3. 研究目的

编制慢性心力衰竭患者运动依从性量表并检验其信效度。

4. 研究方法

基于计划行为理论构建量表框架，通过文献回顾与半结构式访谈，构建量表条目池；通过专家函询形成初始量表；便利选取 342 例慢性心力衰竭患者进行调查，检验量表信效度。

5. 研究参与者

专家函询采用目的抽样法，于 2022 年 4 月从银川某三级甲等医院及医学院校中选取 17 名专家进行咨询。纳入标准：工作年限≥10 年；心血管与康复领域医护专家；学历本科及以上；中级及以上职称；自愿参与研究。

研究对象采用便利抽样法，于 2022 年 6 月至 10 月选取银川市某三级甲等医院心内科收治的慢性心力衰竭患者作为调查对象。纳入标准：《中国心力衰竭诊断和治疗指南 2018》诊断为慢性心力衰竭的患者；纽约心功能分级Ⅰ-Ⅲ级；有良好的认知功能和语言交流能力；知情同意并自愿参与研究。排除标准：难治性终末期心力衰竭；合并严重的其他系统疾病；初次诊断为慢性心力衰竭患者；肢体功能障碍者。

6. 资料收集方式

研究者与心内科科室负责人取得联系，应用纸质问卷对患者进行面对面调查。

7. 资料的整理与分析

本研究共发放量表 350 份，回收有效量表 342 份，有效回收率为 97.7%。两人共同核对资料，采用 EpiData 3.1 进行数据录入与整理，使用 SPSS 26.0 统计软件进行数据分析。采用 K-means 聚类分析进行量表等级划分。

8. 研究结果

慢性心力衰竭患者运动依从性量表包括五个维度，共 30 个条目（探索性因子分析结果显示，累计方差贡献率为 66.198%）；总量表的条目水平内容效度为 0.800~1.000，量表水平内容效度为 0.948；Cronbach's α 系数为 0.947，两周后重测信度为 0.943。

9. 结论

慢性心力衰竭患者运动依从性量表信效度良好，可用于评估慢性心力衰竭患者运动依从性水平。

【案例分析】

本章主要阐述了量表的评价指标信度和效度的概念以及检测方法。信度分为外在信度和内在信度两类，重测信度常用来检测量表的外在信度，内在信度常用的检测方法有 Cronbach's α 系数、折半信度以及 K-R 信度。评价量表效度指标常用内容效度、结构效度和校标关联效度。信效度是衡量量表稳定性和可靠性的关键指标。

【小结】

1. 信度是指测验或者量表工具所测得结果的稳定性和一致性，也就是所研究的目标潜在变量的真分数的方差占其总观测分数方差的比例。

2. 效度是反映潜在变量测量的正确性或可靠性，也就是该研究工具能真正反映所期望研究的心理状态或行为特质的程度。

3. 重测信度越高说明量表的稳定性越佳，Cronbach's α 系数和折半系数越高表示量表的内在关联性越高和同质性越好。

4. 量表的结构效度通过探索性因子分析构建，而验证性因子分析是评估理论或概念框架所导出的计量模型是否适当与合理，可用来检验量表结构效度的适切性和真实性。

【课后练习】

1. 如果一组项目具有较高的内部一致性，统计分析得出 Cronbach's α 系数值为 0.887，表明这些项目与潜在变量之间的关系如何？

2. 如何区别结构效度和校标关联效度？

3. 查阅量表信效度相关文献，举例说明哪些指标是预测效度？哪些是同时效度？

第三节 国外量表的汉化及应用

在社会科学领域，大部分抽象概念以及概念的测量由国外演进而来，许多量表通过不断调适，具有良好的信效度，发展成熟并已作为研究工具广泛应用于研究设计中。为了方便学术交流，提高研究效率，国内越来越多的研究者引进国外量表开展研究。因语言及种族文化及历史传统等差异，人们对事物的认知和态度，健康行为习惯等存在一定的差异性。国外量表的翻译既要考虑量表内容的准确性，确保翻译后的量表保持与原有量表同样良好的信效度，也需要结合中国的语言和文化特点。因此，量表的翻译不仅仅是简单的将其他语言内容准确翻译成汉语，而且需要遵循一般量表翻译的原则和步骤，以符合中国文化背景，适合在汉语言语境下使用。

一、基本信息

案例主题：冠心病患者运动恐惧量表的汉化及信度效度检验。
课时：45 min。
教学对象：护理专业本科生。

二、教学目标

1. 了解国外量表汉化的意义。
2. 熟悉国外量表的汉化后信度、效度评价标准。
3. 掌握国外量表的汉化及应用。

三、教学内容

1. 知识点

国外量表的汉化方式。

2. 难点

国外量表汉化后的信效度检验。

3. 教学资料

文献资料、案例分析幻灯片、《护理研究》参考书籍。

四、教学实践

(一)理论教学实践

1. 量表翻译

将量表内容翻译成中文,通常要选择两名及以上有经验的翻译人员,各自独立将国外语言的量表内容翻译成中文。翻译人员需精通源量表语言及中文,熟悉各自语言系统所在地的历史发展和文化背景,并对量表所涉及领域有足够的了解,且具备良好的汉语言理解和表达能力。采取直译和意译两种方式相结合,能够准确地将量表内容所表达的意思在汉语语境下用通俗易懂的中文表述出来。每位翻译者对各自所翻译的版本开展讨论,最终形成一个达成共识的中文版本的量表。

2. 回译和文化调适

回译是指邀请精通中外两种语言的翻译者,在对源量表不知情的情况下,将已经翻译成中文的量表内容再翻译成外国语言。请双语专家对源量表和和回译后的量表进行比较,找出内容不同之处,分析造成内容不同的原因,从文化背景不同的角度考虑产生的理解差异,并对中文版本中对应处进行比对和修改,即完成了量表文化调适过程。通过反复回译和调适修改,直到两个版本的量表在内容、语义、格式和应用上形成一致,并邀请相关领域专家对修改后的中文版本的量表内容进行评价。

3. 测量源量表与中文版本量表之间的等同性

招募一定数量的同时使用国外语言和汉语样本完成量表测试,对源量表和翻译后的中文版本量表进行等同性检验。将收集后的数据资料进行源量表和中文版量表总分之间以及各条目得分之间的相关性比较。数据统计分析得出相关程度越高,表示两个版本量表之间的等同性越好。在研究中,获取同时使用国外语言和汉语的样本难度较大,通常情况下,选取一定数量中文使用者的研究对象进行预实验和调查,通过预实验了解中文版本量表在国内目标人群使用时反馈量表文字表述是否通俗易懂,符不符合当下中国人表达习惯。收集调查资料,统计量表得分数据,分析中文版本量表在国内人群中的信效度。如果翻译后的中文版本量表信度和效度与源量表信度和效度接近,表明两个版本的量表等同性较好,该量表可以在中国文化背景下使用。

(二)科研教学实践

【案例】

田翠平,胡石,张邢炜,等.冠心病患者运动恐惧量表的汉化及信度效度检验[J].中国护理管理,2023,23(11):1680-1685.

1. 研究题目

冠心病患者运动恐惧量表的汉化及信度效度检验。

2. 研究背景

冠心病是我国居民致死、致残的主要原因。高水平的运动恐惧会导致冠心病患者的生活质量和自我管理能力下降，增加心脏事件的发生率和病死率，且运动恐惧会影响患者参与心脏康复的积极性。目前使用的心脏病患者运动恐惧量表（The Tampa Scale for Kinesiophobia Heart）是在坦帕运动恐惧量表的基础上修订而成，但与体力活动问卷得分和 6 min 步行距离无相关性。因此，该量表用来评估冠心病患者的运动恐惧水平尚有局限性和缺乏特异性，亟须引进更加科学、可靠的特异性工具。

3. 研究目的

汉化冠心病患者运动恐惧量表（Fear of Activity in Patients with Coronary Artery Disease，Fact-CAD），为国内冠心病患者运动恐惧的评估提供科学、可靠的特异性工具。

4. 研究方法

遵循 Brislin 翻译模型对量表进行翻译、回译和文化调适，形成中文版 Fact-CAD 量表。于 2022 年 10 月至 2023 年 2 月，采用便利抽样法，选取杭州市某三级甲等医院的 334 例冠心病患者进行调查，结合 Rasch 模型分析和经典测量理论对问卷的信度、效度进行评价。

5. 研究参与者

于 2022 年 9 月在杭州市某三级甲等医院心血管内科采用便利抽样法选取 30 名冠心病患者进行现场调查。纳入标准：①年龄>18 岁，符合 1999 年国际心脏病学会和 WHO 制定的冠心病诊断标准；②能清晰地回答问题；③未参加过类似研究；④处于疾病稳定期；⑤患者自愿参加，签署知情同意书。排除标准：①伴有严重的器质性病变或并发症者；②存在精神障碍、听力或交流障碍；③因各种原因导致肢体功能障碍或未完全康复。获取患者的联系方式，向患者说明用意，间隔两周后邀请其再次填写或回答以评估量表的重测信度。

6. 资料收集方式

在获得病区负责人的同意后，由两名经过培训的护理专业研究生发放统一、标准化的调查问卷。若患者存在理解或填写困难，由调查员在无引导的情况下依照问卷内容逐条询问后填写。问卷及时收回，检查问卷的完整度，不完整问卷及时让患者补填。由课题组两名成员共同将问卷数据录入，并进行双人复查与核对。剔除缺失值大于 5% 且答案呈现规律的问卷。本研究共发放问卷 350 份，剔除规律填写、作答无效的问卷，回收有效问卷 334 份，有效回收率为 95.43%。

7. 资料的整理与分析

本研究采用 Conquest 2.0 软件和 SPSS 25.0 软件分别进行 Rasch 模型分析和 CTT 分析。一般资料采用频数、构成比表示。采用 Rasch 模型对数据模型拟合度、难度、PT-measure 等进行分析。通常用未加权均方拟合统计量（Outfit Mean Square，Outfit MNSQ）和加权均方拟合统计量（Infit Mean Square，Infit MNSQ）作为模型拟合度指标，取值范围为 0.50～1.50。条目-总分相关性（PT-measure）是指个体在某一条目上的表现与在整个量表中表现的相关性，范围一般为 0.40～0.80，最低范围值为 0.03。怀特图是体现量表整体质量的指标之一，其能在被试的能力水平和测试题目难度水平之间建立关系，将被试能力与项目难度放在同一尺度中，直接显示出项目对于个体的适切度。CTT 数据分析的指标包括 Cronbach's α 系数、折半信度、重测信度，用来考察量表内部一致性和时间稳定性；经探索性因子分析检验量表的结构；通过专家咨询评价量表水平的内容效度指数（S-CVI/Ave）和各条目水平的内容效度指数（I-CVI）。采用 Pearson 相关分析法，计算中文版 Fact-CAD 总分与中文版 MSES 总分的相关系数，以检验量表的聚合效度。检验水准 $\alpha = 0.05$。

8. 研究结果

中文版 Fact-CAD 为单维度，包括 19 个条目。各条目的未加权均方拟合统计量值为 0.72～2.10，加权均方拟合统计量为 0.88～1.29，条目-总分的相关系数为 0.04～0.58，各条目拟合结果符合 Rasch 模型。以中文版 MSES 量表作为聚合效度指标，相关系数为 -0.636（$P<0.01$），量表平均内容效度指数为 0.951。总量表的 Cronbach's α 系数为 0.901，Guttman 折半信度为 0.885，重测信度为 0.893。

9. 结论

中文版 Fact-CAD 具有良好的信度、效度，量表条目少，评估时间短，难度适中，适用于我国冠心病患者运动恐惧的评估。

【案例分析】

本章详细阐述了国外语言量表的翻译步骤，翻译是基础，回译和文化调适是决定量表翻译成功与否的关键步骤，翻译后的量表评价通过等同性检测进行，环环相扣，以保证翻译后量表的信效度，使其适用于中国文化背景下的人群推广和使用。

【小结】

1. 国外量表翻译的主要步骤有翻译、回译和文化调适以及测量源量表与中文版本量表之间的等同性。

2. 翻译量表的等同性检验可以通过双语样本分别完成源量表和翻译版量表调查，分析量表总分及个条目得分相关性判断；也可以通过调查中文使用者量表得分数据，分析其信效度进行评判。

【课后练习】

1.简述量表翻译的基本步骤。

2.简述对源量表和翻译后的中文版本量表的等同性检验方法。

3.两人一组，查阅文献，选择一份国外量表，分别进行翻译，比较并讨论翻译后的中文版本量表内容。

第九章

护理教学类研究

教学改革类研究立足于深化本科人才培训改革，倡导教职人员投身教学研究与教学改革工作，着眼于解决本科人才培育的实际问题，提升教学研究水平与质量。护理教学改革类研究集中在改善护理基础知识的传授方式、激发护理临床技能的应用、提升信息获取能力以及提高护生个人职业价值、态度、行为和伦理素质水平等。本章节以具有代表性的"形成性评价"为基础，结合新生儿黄疸的护理教学为例。

一、基本信息

案例主题：形成性评价在新生儿黄疸教学中的应用。
课时：45 min。
教学对象：护理专业本科生。

二、教学目标

1. 了解新生儿黄疸的病因、发病机制、临床表现、常见并发症。
2. 熟悉形成性评价在新生儿黄疸教学中的方案设计、实施及数据统计分析。
3. 掌握新生儿黄疸患者的评估、蓝光护理及健康教育。

三、教学内容

1. 知识点

新生儿黄疸的病因、发病机制及临床表现；蓝光的治疗方式、预后及护理。

2. 重点难点

①重点：研究方案、护理查体、健康教育；②难点：特殊卧位的管理、皮肤及眼睛保护措施。

3.教学资料

患者病历、各类检查与检验结果、病例分析讨论幻灯片、《儿科护理学》等参考书籍。

四、教学实践

（一）理论教学实践

1.雨课堂联合 CBL 线上教学

①课前预习：要求护生通过雨课堂平台学习关于新生儿黄疸的相关案例及课件；②线上讨论：护生对案例开展小组讨论，针对护生提出的疑点及难点在后台进行记录；③课前预测：护生在雨课堂平台完成课前测试，老师在线下课堂进行指导、点评。

2.多媒体线下教学

运用幻灯片、视频和动画进行新生儿黄疸相关知识授课，引导护生对疑难知识点进行理解和运用。

（二）科研教学实践

通过剖析具体的临床黄疸病例，向护生展示形成性评价的具体教学实施过程。首先，通过文献检索和分析，了解形成性评价的相关概念、多元化评价的方法与实施要点，采纳课程教师和教学专家意见，结合儿科护理教学课程特点，确定新生儿黄疸护理教学的评价内容、分解评价要素、设置指标权重、确立执行标准的顺序，制定以形成性评价为导向的综合评价方案。

（1）确定评价内容：根据文献内容分析结果，梳理出普通高等教育适用范围内形成性评价或综合评价计划常用的评价指标。根据国内外教育标准和儿科护理教学课程大纲的要求，初步制定综合评价内容，具体细节见表9-1。

表 9-1　评价内容提取大纲

来源依据	培养目标/标准/要求	评价内容提取
本科护理教育国际标准	护生毕业时应达到今后学习和工作的相应能力	学科知识能力
	护理认知及实践能力	学习能力
	态度及临床技能	学习态度
	终身学习及在职进修能力	专业技能水平
本科护理教育国际基本要求	正常的医学职业价值、态度、能力和伦理	学科知识水平、学习态度
	护理学科基础知识	信息获取能力

续表9-1

来源依据	培养目标/标准/要求	评价内容提取
	交流与沟通技巧	交流与沟通能力
	临床技能	专业技能水平
	群体健康和医疗卫生系统	逻辑思维分析能力
	信息管理	临床思维能力
	批判性思维	批判性思维
儿科护理学教学大纲要求	掌握儿科护理学基本知识、理论与技能	儿科护理学理论知识水平
	掌握儿童疾病的临床表现、诊疗、护理与预防	儿科护理学技能水平
	发现问题、分析问题、解决问题的能力	临床思维能力、逻辑思维分析能力、自主学习与提高
	具有一定医学专业基础、临床水平和发展能力	儿科护理学疾病认知水平

  根据提取的评价内容信息,通过合并相似项目,结合儿科护理学教学课程大纲中的要求、教学对象、培养目标,结合评价可行性和可观察性原则,对其进行筛选或调整。可将综合评价内容初步制定为11项:理论知识水平、学科认知水平、知识综合运用、疾病认知水平、学习态度、技能操作能力、临床思维能力、逻辑思维分析能力、沟通能力、自学能力、团队协作能力。前四项将纳入"学习效果"。

  (2)评价内容分解:儿科护理教学课程分为理论课堂教学和临床实习两部分。前者主要侧重于儿科护理学理论知识体系,如对新生儿黄疸的病因、发病机制、临床表现、常见并发症及护理方面的知识进行系统传授;后者主要关注真实的临床案例,让护生对新生儿黄疸的护理和医患沟通有更深入的认知和理解。在教学过程中,利用雨课堂在线教学平台进行预习和课后复习,引导护生逐步掌握正确的临床护理思维和实践运用能力。根据教学课程安排的特点,采用"先分解,后综合"的方法,将评价内容与可能涉及的教学过程对应。基于相应的结果,提取初步评价内容观测点信息,具体细节见表9-2。

表9-2 综合评价初步观测点提取

评价内容	教学环节/内容	观测点提取
逻辑思维分析能力	新生儿黄疸临床案例分析	案例分析或分组讨论时运用比较、分析、综合、概括的方法
	见习示教讨论	掌握理论概念,认识黄疸护理的本质
	课程考试试题分析	总结掌握情况
临床思维方法	新生儿黄疸临床案例分析	掌握黄疸护理的决策思路
	见习示教讨论	了解黄疸的处理过程,理论知识结合临床实践

续表9-2

评价内容	教学环节/内容	观测点提取
交流与沟通能力	课题学习讨论	与同伴有效沟通，准确表达
	见习示教讨论	沟通方式有效，积极参与课堂互动
	师生现场、网络互动	网络与现场沟通，及时有效反馈学习进程
团队协作能力	课题学习分组讨论	有团队协作意识
	见习示教分组讨论	小组讨论能为问题提供解决对策
	临床案例分析讨论	服从小组讨论的角色分工
自主学习能力	自主收集、提取信息	主动利用网络平台进行拓展学习
	借助有效工具掌握正确思路	善于获取准确信息解决问题
	能够发现问题	自主认识与吸收新知识
	能够独立解决问题	检验自主能力
技能操作	独立完成蓝光护理操作	临床护理操作能力的掌握
学习态度	出勤情况与学习纪律表现	课堂纪律表现
	课后作业完成情况	按时提交并完成课后作业
	分组讨论表现	积极参与分组讨论
学习效果	课程考试	随堂测试

（3）设置评价指标及权重：结合儿科护理学课程中学科内容的比例、教学时数的比例和案例分析作业的数量，结合"形成性评估"的细则，对各项指标进行适当的权重分配。基于评分操作的可行性原则，具体安排见表9-3。

表 9-3　综合评价指标及权重表

一级指标	二级指标	主要观测点	指标意义	权重
课程学习过程	课堂纪律	出勤与课堂教学无关行为登记情况	学习态度	10%
	雨课堂+CBL	基础知识水平	自主学习能力	20%
		掌握课程知识的程度	信息获取	
		基础与临床知识结合	发现与解决问题的能力	
		护理分析的逻辑思维	逻辑思维能力	
		知识拓展与深入学习	临床护理思维	
		规定时间内提交学习结果	学习态度	

续表9-3

一级指标	二级指标	主要观测点	指标意义	权重
课程学习过程	护理带教分组讨论	参与带教的态度（发言与主动参与的行为）	团队协作能力、学习态度	30%
		课堂知识的掌握与应用	沟通交流能力	
		临床观察与思维逻辑性	逻辑思维分析能力	
		理论知识与临床实践结合	临床思维方法	
	护理操作技能培训	标准且熟练的蓝光照射护理操作	护理操作能力	20%
课程学习效果	随堂测试	理论知识水平、综合运用、临床思维与逻辑思维	阶段性教学目标	20%

（4）评价实施：为确保评估工作的公平性和连续性，选择两名实际承担儿科护理学理论课程的主要讲师和两名临床带教教师作为评估人员。教师对护生的学习成绩、学习成果和学习能力进行评估，对护生的临床病例分析进行在线评估和反馈，并参与到每一个教学过程中。收集护生的日常教学反馈信息，在教学日志中如实记录其课堂表现和参与情况，并将记录的内容作为补充和改进课程教师评价的客观依据之一。

【案例分析】

本章阐述"形成性评价在新生儿黄疸教学中的应用"，以新生儿黄疸为载体，通过形成性评价的方式来推进课程的实践进展。形成性评价的方式着重于对课程的教学质量进行客观评价。

【小结】

1. 教学改革类研究要遵循创新性、科学性、可行性及实践性的原则。

2. 教学改革类研究的最终目的是让教学质量提升的同时，提高学生对课程安排的认可度和接纳度。

【课后练习】

1. 简述教学改革类研究报告的特点。

2. 两人一组分析一篇护理教学类论文，对其教学框架和创新点进行详细分析和学习。

第十章
护理管理研究

第一节　护理标准及指南实施与管理

护理标准及指南实施与管理是现代医疗体系中至关重要的一环。护理标准是对护理工作的具体要求和操作流程的明确规定，是护理质量管理的基础。护理指南则是指导性文件，提供了临床护理的方向和原则底线，旨在缩小最佳证据与临床实践之间的差距。护理标准及指南实施与管理能够提高护理质量、规范护理行为、促进护理专业发展、改善患者就医体验、提升医疗机构管理水平。

一、基本信息

案例主题：分级管理模式对肿瘤患者 PET-CT 检查护理质量改进的影响。

课时：45 min。

教学对象：护理专业本科生。

二、教学目标

1. 了解分级管理模式的概念、PET-CT 检查的原理与重要性、护理质量评估的基础知识。

2. 熟悉分级管理模式的实施步骤、个性化护理计划的重要性、患者自我效能感的影响因素。

3. 掌握制定个性化护理计划、护理质量的评估与改进、分级管理模式在临床护理中的应用、持续专业发展的必要性。

三、教学内容

1.知识点

患者病情分级系统概念、应用、临床决策与资源配置。

2.重点难点

①难点：分级管理模式的实际操作；②重点：分级管理模式的概念、PET-CT检查的重要性。

3.教学资料

护理管理、重症护理学和病情分级系统相关书籍、相关的PPT演示文稿、视频资料。

四、教学实践

（一）理论教学实践

1.雨课堂联合CBL线上教学

①课前预习：要求护生通过雨课堂平台学习关于临床护理分级管理的相关案例及课件；②线上讨论：护生对案例开展小组讨论，针对护生提出的疑点及难点在后台进行记录；③课前预测：护生在雨课堂平台完成课前测试，老师在线下课堂进行指导、点评。

2.多媒体线下教学

运用幻灯片、视频和动画进行重症早期康复相关知识授课。

（二）科研教学实践

【案例】

李祁，王晓云，严慧.分级管理模式对肿瘤患者PET-CT检查护理质量改进的影响[J].齐鲁护理杂志，2023，29(18)：64-67.

1.研究题目

分级管理模式对肿瘤患者PET-CT检查护理质量改进的影响。

2.研究背景

我国肺癌的发病率、病死率均较高，且呈上升趋势。全球统计数据显示，男性肺癌发病率及病死率均占恶性肿瘤首位,在女性人群中肺癌发病率位列恶性肿瘤第三位,病死率仅次于乳腺癌。目前,临床通过病灶对显像剂的摄取反映其代谢变化,达到检测肿瘤细胞目的。但由于该项目操作较复杂,涉及不同病情患者较多,导致患者配合度较差,致使所获取图像质量仍有待提高。因此,需采取全方位、科学化的管理方案,以实现改良检查效果的目的。分级管理模式原指企业内实行自上而下的、按管理等级进行授权审核工作的制度,日常临床常应用于 PET-CT 检查中,护理人员根据患者病情,选择适合的护理管理方案,保证管理质量的同时,提升治疗效率,节约医疗资源。

3. 研究方法

选取 2021 年 3 月 1 日至 2022 年 3 月 31 日某院收治的 100 例肺癌患者作为研究对象。研究护理人员将患者分于医院不同区域,研究开始前已如实告知患者,两组患者互不影响,且不交流沟通。对照组实施常规管理模式;观察组实施分级管理模式。病情分级:护理人员参考《2017 ASCO Ⅳ期非小细胞肺癌指南解读》,结合肺癌 PET-CT 检查中疾病种类一般调查结果(Ⅰ、Ⅱ、Ⅲ、Ⅳ期)和癌症患者 PET-CT 检查的时间、需求量等,询问本院教授级专家,将其分为三个等级(1、2、3 级),拟订肺癌 PET-CT 检查的测评方案,包括疾病级别、临床特点及响应时间。护理人员根据不同风险级别患者的病情进展、临床特点等,制订针对性的干预管理方案。

4. 资料收集方式

采用问卷法及生物医学测量法进行资料收集。

5. 观察指标

①不良事件发生率:不良事件包括造影剂渗漏、检查中断及呕吐。②图像质量:护理人员根据 PET-CT 检查所得图像进行评判。若图像清晰,未出现伪影,则为优;若图像存在 30% 左右伪影,且有生理性浓聚,但未影响检查结果,则为良;若图像存在 50% 左右伪影,有严重生理性浓聚,但未影响检查结果,则为可;若图像存在 ≥65% 伪影,无法针对检查结果进行评估,则为差。③护理质量:采用护理服务质量评价量表进行测评。④自我效能感:于检查前 1 h、检查后 5 h 采用一般自我效能感量表(general self-efficacy scale, GSES)对两组患者进行测评。

6. 资料的整理与分析

采用 SPSS 20.0 统计学软件对数据进行分析。计量资料以均数±标准差表示,行 t 检验;计数资料以百分比表示,行 χ^2 检验。以 $P<0.05$ 为差异有统计学意义。

7. 研究结果

①不良事件发生率:观察组的不良事件发生率低于对照组($P<0.05$),具体包括造影剂渗漏、检查中断及呕吐的事件数量在观察组中较少。②图像质量:观察组的图像质量优于对照组($P<0.05$),其中观察组有更多比例的患者图像被评为"优"。③护理质量:观察

组的护理质量评分高于对照组($P<0.05$)，涉及护理态度、护理工作能力、护士形象及病区管理等方面。④自我效能感：在检查后 5 h，两组患者的 GSES 各项评分均高于检查前 1 h（$P<0.05$），并且观察组的评分在各时间段均高于对照组（$P<0.01$）。

8. 结论

分级管理模式能减少肺癌患者 PET-CT 检查治疗中不良事件的发生，改善图像质量和护理质量，提高患者的自我效能感。

【案例分析】

1. 分级管理模式的有效性：研究表明，通过实施分级管理模式，可以针对性地根据患者的病情和需求提供个性化的护理，从而提高护理质量和患者满意度。

2. 患者安全性的提升：减少了不良事件的发生，提高了患者的安全性和舒适度。

3. 医疗资源的合理利用：通过科学的管理，可以更有效地利用医疗资源，提高治疗效率。

4. 患者心理状态的改善：分级管理模式还关注了患者的心理状态，通过提高自我效能感，帮助患者更好地应对疾病和治疗过程。

【小结】

护理分级模式的开发是为了提供更加个性化和高效的护理服务，确保患者能够得到与其病情相匹配的护理资源和干预措施，但需要多学科团队的协作和持续的质量改进。通过实施分级护理模式，可以提高护理服务的针对性和效率，改善患者的护理体验和健康结果。

【课后练习】

1. 描述分级护理模式中，护理人员如何根据患者的病情变化调整护理计划。
2. 解释为什么分级护理模式需要护理人员进行专业培训，并说明培训的主要内容。

第二节　护理服务体系及质量安全管理

　　护理服务体系和质量安全管理是医疗卫生领域中保障患者护理质量与安全的关键组成部分，它们共同构成了一个全面的护理管理框架。死亡教育和人文关怀是护理服务和质量安全管理中不可或缺的组成部分。通过不断强化这两项教育和关怀，可以显著提升护理服务的整体水平，为患者提供更加安全、有效、人性化的护理服务。

一、基本信息

案例主题：护理服务体系中死亡教育在急诊科护士中的应用。
课时：45 min。
教学对象：护理专业本科生。

二、教学目标

1.了解死亡教育的定义、死亡态度的维度、死亡焦虑的概念。
2.熟悉死亡教育的内容、实施方法及死亡态度和死亡焦虑的评估工具。
3.掌握死亡教育的实践应用、应对死亡焦虑的策略。

三、教学内容

1.知识点

死亡教育的定义与重要性、死亡教育的实施及效果、评估工具。

2.重点难点

①重点：死亡教育的实施策略、评估工具的应用、死亡焦虑的管理和减轻；②难点：死亡焦虑的个体差异、死亡教育的长期效果。

3.教学资料

关于死亡教育、死亡态度和死亡焦虑的相关文献、教学 PPT。

四、教学实践

（一）理论教学实践

1. 雨课堂联合 CBL 线上教学

①课前预习：要求护生通过雨课堂平台学习关于安宁疗护、死亡教育的相关案例及课件；②线上讨论：护生对案例开展小组讨论，针对护生提出的疑点及难点在后台进行记录；③课前预测：护生在雨课堂平台完成课前测试，老师在线下课堂进行指导、点评。

2. 多媒体线下教学

运用幻灯片、视频和动画对死亡教育和人文关怀相关知识授课，引导护生对疑难知识点进行理解和运用。

（二）科研教学实践

【案例】

马明丹，陈珊珊，刘晓，等.死亡教育对急诊科护士的死亡态度和死亡焦虑的影响研究[J].中华护理教育，2020，17（1）：76-79.

1. 研究题目

死亡教育对急诊科护士的死亡态度和死亡焦虑的影响研究。

2. 研究背景

急诊科护士在工作中经常会接触突发死亡的患者，患者的突发死亡会引发急诊科护士对死亡问题的思考。在处理突发死亡的患者时，若护士自身不能正确接受死亡或缺乏积极的死亡态度，容易导致个人角色和专业角色冲突，并会因内心的焦虑影响护理工作质量。处理突发死亡模式是护士面对突发死亡时，一种处理和指引突发死亡的方法，以确保对死亡或濒死的患者、突然丧失亲人的家庭的治疗和管理。死亡教育是引导人们科学、人道地认识死亡、对待死亡，通过教育使其对死亡的态度和行为发生改变，理解生命的价值和意义，能够以正向的态度面对自己和他人的死亡。

3. 研究目的

以经常接触突发死亡事件的急诊科护士为对象，开展以处理突发死亡模式为基础的死亡教育研究，并了解死亡教育对急诊科护士的死亡焦虑和死亡态度的影响，为开展急诊科护士死亡相关继续教育提供参考依据。

4. 研究方法

将中南大学湘雅二医院(三级甲等综合医院)101名急诊科护士排序,使用随机数字表抽取35名急诊科护士参加死亡教育课程研究。首先成立死亡教育小组,将处理突发死亡模式划分为三个阶段,即突发死亡前、突发死亡期间、突发死亡后。2018年5月,课题组最终对34名急诊科护士开展死亡教育,教学方法包括讲座、角色扮演、小组讨论、游戏和反思等。干预后采用一般资料调查表、修订版死亡态度描绘量表、中文版死亡焦虑量表进行效果评价。

5. 研究参与者

本研究由澳门镜湖护理学院从事生死教育研究、具有丰富授课经验的1名教授和1名助教进行授课,教授担任课程负责人。并以自愿形式招募中南大学湘雅二医院急诊科工作10年以上的5名护士担任死亡教育小组组长。组长均为女性,年龄为30~38岁,其中主管护师3名,副主任护师2名。组长主要在角色扮演、小组讨论中协助授课教师完成任务。

6. 资料收集方式

采用问卷法进行资料收集。

(1)死亡态度描绘量表:DAP-R量表是由Wong等于1994年编制,唐鲁等通过文化调适及信度、效度检验,形成了适用于以护士为对象的中文版DAP-R量表。该量表包括死亡恐惧、死亡逃避、自然接受、趋近接受和逃离接受五个维度,共32个条目。

(2)死亡焦虑量表:T-DAS量表是由Templer等于1967年研制,杨红等经跨文化调适引入的中文版T-DAS,在医学院校大学生及临终关怀医务工作者(包括护士)中应用,量表重测信度为0.831,Cronbach's α 系数为0.71。该测试属自评量表,包括情感(6个条目)、压力与痛苦(4个条目)、时间意识(2个条目)、认知(3个条目)四个维度,共15个条目。

7. 资料的整理与分析

在培训前和培训后一周对参与者进行问卷调查,说明研究的目的与方法后,统一指导语,20 min内完成,问卷统一发放,统一回收,干预后耗时约一周再次对参与者进行问卷调查。采用SPSS 23.0统计软件对资料进行数据分析,计数资料以频数、百分比描述。

8. 研究结果

急诊科护士干预后死亡恐惧得分降低,自然接受、趋近接受和逃离接受得分升高,差异有统计学意义($P<0.05$);死亡逃避得分干预前后无统计学差异($P>0.05$);干预前急诊科护士死亡焦虑量表得分为(7.97±2.59)分,干预后得分为(6.55±2.12)分,差异有统计学意义($t=3.103$,$P=0.004$)。

9. 结论

死亡教育促进急诊科护士面对突发死亡事件的死亡态度有正向改变，死亡教育可改善急诊科护士面对突发死亡事件的死亡焦虑情绪。

【案例分析】

本节阐述"死亡教育对急诊科护士的死亡态度和死亡焦虑的影响"，详细介绍了死亡与人文关怀作为护理服务体系中的重要组成部分的研究设计与开展流程。向学生传授有关死亡、死亡态度、死亡焦虑的理论知识，帮助学生理解急诊科护士在面对突发死亡事件时的心理状态和应对策略。

【小结】

护理服务体系是指为患者提供全面、连续、协调的护理服务的组织结构和运行机制。质量安全管理是指在护理服务中采取的措施，以确保患者安全，提高护理服务质量。通过本章学习，学生将能够全面了解死亡教育的重要性，掌握评估工具，学会如何在临床护理中应用死亡教育，以及如何通过死亡教育提高护理质量和患者满意度。

【课后练习】

1. 设计一个针对急诊科护士的死亡教育工作坊，并说明其结构、目标和预期成果。

2. 假设你是一名急诊科护士，写一篇简短的反思日志，描述你在参与死亡教育课程后的感想和计划如何将所学应用到实践中。

第三节　护理岗位管理

护理岗位管理是医院人力资源管理的重要组成部分，它涉及护理人员的招聘、培训、评估、激励和职业发展规划等方面。护理岗位管理是一个系统的过程，需要综合考虑医院的战略目标、护理服务的需求以及护理人员的职业发展。通过有效的岗位管理，可以提升护理团队的整体素质，提高患者护理服务的质量，促进医院的持续发展。品管圈（quality control circle，QCC）是一种质量管理和持续改进的方法，广泛应用于各种行业，包括医疗护理领域。在护理管理中，品管圈通常由护理人员自愿组成，目的是通过团队合作来识别和解决护理服务中的问题，提高护理质量。

一、基本信息

案例主题：品管圈活动在精神科老年病房基础护理质量管理中的作用。
课时：45 min。
教学对象：护理专业本科生。

二、教学目标

1. 了解品管圈的基本概念、目的和实施步骤。
2. 熟悉如何通过品管圈活动改进护理流程和提高患者满意度。
3. 掌握品管圈活动在提高基础护理质量中的应用方法。

三、教学内容

1. 知识点

时间连续性设计研究的设计原理，慢性机械通气的概念及原理。

2. 重点难点

①重点：品管圈的基本概念、PDCA循环在品管圈活动中的应用；②难点：PDCA循环中的实际应用、品管圈在不同领域的应用。

3. 教学资料

将文章作为主要案例材料，提炼关键信息和数据。准备相关的护理质量管理理论、PDCA循环的详细介绍、以及品管圈活动的实际案例。

四、教学实践

(一)理论教学实践

1. 学习通联合 CBL 线上教学

学习通联合 CBL 线上教学：①课前预习：要求护生通过学习通平台学习关于临床护理分级管理的相关案例及课件；②线上讨论：护生对护理管理中品管圈相关案例开展小组讨论，针对护生提出的疑点及难点在后台进行记录；③课前预测：护生在学习通平台完成课前测试，老师在线下课堂进行指导、点评。

2. 多媒体线下教学

运用幻灯片、视频和动画对护理管理中品管圈、岗位管理的相关知识进行授课，引导护生对疑难知识点进行理解和运用。

(二)科研教学实践

【案例】

章飞雪，于燕燕，徐枝楼，等.品管圈活动在精神科老年病房基础护理质量管理中的作用[J].中华护理杂志，2013，48(2)：127-130.

1. 研究题目

品管圈活动在精神科老年病房基础护理质量管理中的作用。

2. 研究背景

基础护理是专科护理的基础，其内容包括生活照顾、饮食护理及观察病情等，它直接为患者提供各种生活和技术服务，是最能贴近患者的护理方法。基础护理工作质量的优劣，直接影响到患者的康复和医院的整体服务质量。品管圈(QCC)是指同一个工作场所的个人，为了解决问题，提高工作效率，自发组成一个小团体，通过轻松愉快的现场管理及全员参与的方式，持续不断地对工作现场进行改善与管理，是一种自下而上的管理方法。我院精神科老年病房开放床位 60 张，以收治老年精神疾病患者和阿尔茨海默病患者为主，患者主要表现为认知功能减退，生活自理能力下降，甚至不能自理，因而我科基础护理工作任务重，难度也较大。

3. 研究目的

为了切实有效地落实各项基础护理工作，提高护理服务质量，2011 年 1—9 月应用品管圈活动进行基础护理质量持续改进，取得了初步的成效。

4. 研究方法

成立品管圈小组,调查分析基础护理质量问题主要为护士自身因素、患者因素以及管理因素。全体成员针对上述要因,根据二八定律(80/20 法则)及六何分析法 5W1H 原则,即谁来做(WHO)、做什么(WHAT)、何时做(WHEN)、在何处做(WHERE)、为什么要做(WHY)、怎么做(HOW),详细拟定对策,经过脑力激荡,就圈能力、可行性、经济性进行评价,根据评分结果确定对策,报护理部审定实施。

5. 研究参与者

我科有 20 名执业护士,年龄 20~38 岁;其中本科 3 名,专科 9 名,中专 8 名;主管护师 3 名,护师 7 名,护士 10 名;另有轮转护士 4 名,护理员 7 名。以自愿自发方式组成 QCC 小组,确定小组名称为夕阳圈,设计的圈微图案意喻充满青春活力的天使,张开翅膀,手牵手,心连心,团结协作,共同呵护这道美丽的晚霞。小组成员共 16 名,推选组长 1 名,辅导员 1 名(由护士长担任)。

6. 资料收集方式

采用问卷法进行资料收集。

(1)基础护理质量评价:取对生活自理能力重度缺陷的老年精神疾病患者基础护理质控检查资料,分别统计改进措施实施后(2011 年 7—9 月)与改进措施实施前(2011 年 1—3 月)的病区基础护理质量合格率情况。

(2)护理工作满意度评价:参照浙江省护理质控中心下发的《护理工作满意度调查表》,结合本院实际修订《医院护理工作满意度问卷调查表》,问卷表包含入院介绍、环境设施、基础护理、责任心、服务态度、人文关怀、隐私保护、健康教育八个方面内容,共有 20 个条目。

(3)综合素质评价:采用自制评分表对每位圈员在活动前后进行调查,内容包括运用 QCC 手法、团队凝聚力、积极性、沟通协调、自信心、责任心、解决问题能力、参与管理意识八项,每项分值 1~5 分。分别统计各项自评总分作改进前后的对比。

7. 资料的整理与分析

采用 SPSS 22.0 软件进行统计分析。采用频数、均数±标准差进行统计描述;统计推断时计量资料采用 t 检验,计数资料采用 χ^2 检验。以 $P<0.05$ 为差异有统计学意义。

8. 研究结果

(1)基础护理合格率提升:在改善措施实施后,基础护理合格率从 68.0% 提升至 92.5%,表明品管圈活动对提高基础护理质量有显著效果。

(2)患者满意度提高:患者对护理工作的满意度从 92.5% 提升至 97.3%,说明品管圈活动改善了患者的护理体验。

(3)护理人员综合素质提升:参与 QCC 活动的护理人员在运用 QCC 手法、团队凝聚力、积极性、沟通协调、自信心、责任心、解决问题能力、参与管理意识等方面均有提升。

（4）护理工作流程优化：实施基础护理流程化管理，制定了精细化流程服务，改善了传统护理模式，减少了工作疏忽与遗漏。

（5）安全防护加强：通过硬件和软件两方面的改进，加强了对精神科老年患者的安全防护。

（6）质量控制体系建立：建立了护士长-责控组长-责任护士的三级质控网络，完善了基础护理质量监督与评价机制。

9. 结论

品管圈在护理岗位管理中的应用，主要通过组织基层员工组成团队，持续改进护理质量和服务水平。品管圈的核心价值在于强调每一个质量问题的解决需要多次循环往复，直至达到质量持续改进的目标。在实际应用中，品管圈活动广泛应用于护理技术操作、护理安全管理、健康教育等方面，显著提升了护理质量。

【课后练习】

1.讨论品管圈活动对护理人员个人职业发展的影响。

2.思考如何将品管圈活动的理念和方法应用到其他医疗领域或病房。

3.基于案例，讨论如何通过品管圈活动提高护理人员对患者安全的关注和防范措施。

第十一章
中医护理类研究

中医临床护理从理论到临床实践和操作技术，总结出一套具有中医特色的辨证护理方法。除了药物和针灸疗法外，还有许多有效的治疗方法，如放血疗法、拔罐疗法、刮痧疗法、熏蒸疗法、贴敷疗法、按摩疗法等。

中医辨证是运用观察、嗅觉、问诊、触诊等方法，收集患者的意识症状和临床表现，以分析、区分和了解疾病的证候。中医护理专业的特色是以中医辨证论治的原则指导护理工作。针对不同情况，应运用"扶正祛邪""标本缓急""同病异护""异病同护""正护反护""因地制宜、因时制宜""预防为主"等护理原则，制订相应的护理措施。

第一节　穴位按摩法

穴位按摩法是一种在中医理论指导下，利用手法作用于人体特定穴位的技术操作。通过对这些穴位的刺激，可以疏通经络，调动身体自身的抗病能力，从而达到预防疾病、治疗疾病以及增强身体健康的目的。穴位按摩的手法包括：揉法、按法、掐法、点法、拿法、推法、搓法。本章节以"穴位按摩法"为基础，将"穴位按摩法"应用于"腰椎间盘突出症"和"肩关节周围炎"为例，指导学生如何将"穴位按摩"运用到临床中的各类疾病。

一、基本信息

案例主题：穴位按摩法在腰椎间盘突出症和肩关节周围炎中的应用。
课时：45 min。
教学对象：护理专业本科生。

二、教学目标

1.了解腰椎间盘突出症和肩关节周围炎的基本定义、病因、病理生理改变及临床表现；了解穴位按摩的基本原理及其在中医理论中的地位和作用。

2.熟悉腰椎间盘突出症和肩关节周围炎的常用穴位按摩方法；熟悉穴位按摩的注意事项，如适应证、禁忌证、按摩力度和频率等。

3.掌握如何根据患者的具体病情选择合适的穴位进行按摩；掌握穴位按摩的基本技巧，包括手法、力度和持续时间等。

三、教学内容

1.知识点

腰椎间盘突出症和肩关节周围炎的病理机制；穴位按摩的中医理论基础及其与现代医学的结合；穴位定位及其与相应疾病的关联；穴位按摩的操作技巧及其疗效评估。

2.重点难点

①重点：穴位按摩的正确手法和技巧，以及其在腰椎间盘突出症和肩关节周围炎治疗中的应用；②难点：如何根据个体差异选择合适的穴位，以及对按摩力度和频率的把控。

3.教学资料

教科书及专业期刊中关于穴位按摩在腰椎间盘突出症和肩关节周围炎中应用的相关章节和文章；穴位图及视频资料，展示正确的穴位定位及按摩方法；病例分析报告，展示穴位按摩在实际临床中的应用效果。

四、教学实践

(一)理论教学实践

1.理论教学

通过讲授、讨论和案例分析等方式，使学生全面了解腰椎间盘突出症和肩关节周围炎的病理机制及穴位按摩的治疗原理。详细介绍常用穴位的定位方法、按摩手法及注意事项。

2.实践教学

组织学生进行穴位定位练习，确保学生能够准确找到相关穴位。在教师指导下，学生进行模拟按摩操作，掌握正确的按摩手法和力度。分析实际病例，讨论如何根据患者的具体病情选择合适的穴位进行按摩治疗。

(二)科研教学实践

【案例1】

郑皓云，祝永刚，柳根哲，等.中医微调手法推拿对腰椎间盘突出症患者腰部核心稳定肌群功能的影响[J].湖南中医药大学学报，2022，42(7)：1180-1184.

【案例2】

杨忠亮，黄伟，武娇娜，等.中医推拿配合功能锻炼治疗肩关节周围炎的临床疗效观察[J].中国现代药物应用，2024，18(6)：150-152.

1.研究题目

穴位按摩法对腰椎间盘突出症和肩关节周围炎的疗效研究。

2.研究背景

腰椎间盘突出症和肩关节周围炎是常见的慢性疼痛疾病，严重影响患者的生活质量。穴位按摩作为中医传统疗法之一，通过刺激特定穴位以调节人体气血运行，对于缓解疼痛具有显著效果。然而，关于穴位按摩对腰椎间盘突出症和肩关节周围炎的具体疗效及其作用机制的研究尚不充分。因此，本研究旨在探讨穴位按摩对这两种疾病的疗效，为临床治疗提供新的思路和方法。

3.研究目的

本研究的主要目的是评估穴位按摩对腰椎间盘突出症和肩关节周围炎患者的疼痛缓解程度、生活质量改善情况。

4.研究方法

本研究采用随机对照试验设计，将患者随机分为穴位按摩组和假按摩组(对照组)。穴位按摩组接受专业的穴位按摩治疗，假按摩组则接受无实际疗效的安慰性按摩。通过对比两组患者在治疗前后的疼痛评分、生活质量评分等指标，评估穴位按摩的疗效。

5.研究参与者

本研究共招募了120名符合纳入标准的腰椎间盘突出症患者和62名肩关节周围炎患者。腰椎间盘突出症患者选取于2018年2月至2020年9月首都医科大学附属北京中医医院骨科骨科门诊收治的120例LDH患者，将其按随机数字表法分为对照组和观察组，各60例。两组一般资料比较，差异无统计学意义($P>0.05$)，具有可比性。肩关节周围炎研究对象为2022年6月至2023年6月在辽宁省盘锦市中心医院接受诊治的60例肩关节周围炎患者，采用随机数字表法分为对照组和研究组，每组30例。

6. 研究伦理问题

本研究遵循医学伦理原则，所有参与者在入组前均签署知情同意书，确保研究过程的安全性和患者权益。

7. 资料收集方式

采用问卷调查、疼痛评分量表和生活质量评分量表等方式收集患者的相关资料。所有资料均由专业人员进行收集、整理和分析。

8. 资料的整理与分析

使用 SPSS 20.0 进行统计分析。计数资料用"例(%)"表示，采用 χ^2 检验进行比较；计量资料用表示，比较采用 t 检验。均以 $P<0.05$ 为差异有统计学意义。

9. 研究结果

经过一定周期的治疗后，穴位按摩组患者的疼痛评分明显降低，生活质量评分显著提高，且改善程度明显优于假按摩组。这表明穴位按摩对腰椎间盘突出症和肩关节周围炎具有显著的疗效。

(1)腰突组：观察组治疗总有效率明显高于对照组($P<0.05$)，复发率明显低于对照组($P<0.05$)；治疗后，两组患者日本骨科协会评分和腰背伸肌的峰力矩、平均功率明显高于治疗前($P<0.05$)，且观察组明显高于对照组($P<0.05$)；治疗后，两组患者视觉模拟评分、腰背屈/腰背伸比值明显低于治疗前($P<0.05$)，且观察组明显低于对照组($P<0.05$)；治疗后，两组患者腹横肌、多裂肌厚度明显优于治疗前($P<0.05$)，且观察组明显优于对照组($P<0.05$)。

(2)肩关节周围炎组：研究组临床总有效率(93.33%)显著高于对照组(73.33%)($P<0.05$)。治疗前，两组 VAS 评分比较，差异无统计学意义($P>0.05$)；治疗后，两组 VAS 评分显著低于治疗前，且研究组 VAS 评分(2.02±0.25)分低于对照组的(3.10±0.33)分，差异具有统计学意义($P<0.05$)。

10. 讨论

本研究结果表明，穴位按摩作为一种非药物治疗方法，对腰椎间盘突出症和肩关节周围炎患者具有显著的疼痛缓解和生活质量改善效果。这可能与穴位按摩能够调节人体气血运行、促进局部血液循环、缓解肌肉紧张等因素有关。然而，本研究仍存在一定的局限性，如样本量较小、治疗周期较短等，未来研究可进一步扩大样本量、延长治疗周期以更全面地评估穴位按摩的疗效。

近年来，随着生活节奏的加快以及生活习惯的不断变化，LDH 发病群体逐渐趋于年轻化，对人们的生活质量造成严重影响。中医学中，LDH 归属"腰腿痛""痹症"等范畴，《素问·生气通天论》载"湿热不攘，大筋软短，小筋弛长，软短为拘，弛长为痿"，《灵枢·经筋》中记载"经筋之病，阳急则反折，阴急则俯不伸，寒则反折筋急，热则弛纵不收"，说明肢体功能障碍与经筋失衡有关，与现代医学对 LDH 的病理认知一致。故临床治疗 LDH 需以舒筋活络、止痛解痉、通利关节为主。

冻结肩中医称为"肩凝症""漏肩风"，多由脏腑虚损，气亏血虚，血不荣筋，并受风、寒、湿邪侵袭所致。《针灸甲乙经》云："肩不可举，不能带衣"，表明局部经气不利，气血凝滞不畅，血不荣筋，肩部经脉拘急引发系列症候群。《内经》述"以痛为输"，中医手法推拿可活血化瘀、理筋通络止痛，通过对局部手法治疗，可疏通经络、行气活血、滑利关节，使经络"通则不痛"。

【案例分析】

穴位按摩对腰椎间盘突出症和肩关节周围炎患者具有显著的疗效，值得在临床实践中进一步推广和应用。同时，未来的研究可深入探讨穴位按摩的作用机制，为临床治疗提供更多的理论依据和实践指导。

【课后练习】

1. 简答题

（1）请简述穴位按摩在腰椎间盘突出治疗中的作用原理。
（2）穴位按摩对肩关节周围炎的康复有哪些帮助？

2. 案例分析题

（1）患者李某，因腰椎间盘突出导致腰部疼痛，活动受限。请为其设计一个包含穴位按摩的康复治疗方案。
（2）患者张某，患有肩关节周围炎，肩部疼痛并伴有活动受限。请为其制定一个穴位按摩的康复计划，并说明预期效果。

3. 讨论题

（1）讨论穴位按摩在治疗腰椎间盘突出症和肩关节周围炎中的优缺点。
（2）如何根据患者的具体情况，选择合适的穴位进行按摩治疗？

第二节　耳穴压豆法

耳穴压豆法，又称为耳穴压丸、耳穴贴压，是在耳针疗法的基础之上发展而来的中医特色疗法，是指采用药籽或菜籽等物品贴压并刺激耳廓上的穴位或反应点，经过经络传导，达到通经活络、调节气血、调理脏腑，从而达到调节神经平衡、镇静止痛、脱敏止痒、防治疾病等目的的一种治疗方法。本节以"耳穴压豆法"为基础，以"耳穴压豆法"应用于"冠心病"为例，指导学生如何将"耳穴压豆法"运用于临床中的各类疾病。

一、基本信息

案例主题：耳穴压豆法在冠心病患者中的临床应用。
课时：45 min。
教学对象：护理专业本科生。

二、教学目标

1. 了解冠心病的基本定义、病因、病理生理改变及临床表现；了解耳穴压豆的起源及其在中医理论中的地位和作用。
2. 熟悉冠心病不同病情的常用选穴配穴方法；熟悉耳穴的探查方法。
3. 掌握耳穴压豆的注意事项、适应证、禁忌证。

三、教学内容

1. 知识点

冠心病的病理机制；耳穴压豆的中医理论基础及其与现代医学的结合；耳穴压豆的起源、穴位定位、探查方法及其与相应疾病的关联；耳穴压豆的操作技巧及其疗效评估。

2. 重点难点

①重点：耳穴的准确定位、耳穴选穴配穴原则以及其在冠心病治疗中的应用；②难点：如何针对患者的病情进行辨证取穴、贴压后按压的方法。

3. 教学资料

教科书及专业期刊中关于耳穴压豆在冠心病中应用的相关章节和文章；耳分布图及视频资料，展示正确的耳穴定位及探查贴压方法；病例分析报告，展示耳穴压豆法在临床中的应用效果。

四、教学实践

(一)理论教学实践

1.理论教学

通过讲授、讨论和案例分析等方式，使学生全面了解耳穴压豆的治疗原理；详细介绍常用耳穴的定位方法、配穴方法及注意事项。

2.实践教学

组织学生进行耳穴定位练习，确保学生能够准确找到相关穴位；在教师指导下，学生进行模拟耳穴压豆操作，掌握正确的按压方法和力度；分析实际病例，讨论如何根据患者的具体病情选择合适的穴位进行耳穴压豆治疗。

(二)科研教学实践

【案例】

陈鹏，王永霞，邱伯雍.耳穴贴压治疗不稳定型心绞痛合并睡眠障碍的临床研究[J].中西医结合心脑血管病杂志，2023，21（9）：1652-1655.

1.研究题目

耳穴压豆在冠心病合并睡眠障碍患者中的应用。

2.研究背景

不稳定型心绞痛(unstable angina，UA)是急性冠脉综合征的一种，是严重的心血管疾病。心血管疾病与睡眠障碍并发率高，伴睡眠障碍的 UA 患者较多，长期缺乏充足睡眠会加重其症状，增加心血管疾病风险，甚至诱发心血管事件。临床中对于 UA 患者的睡眠障碍、心理因素等问题的管理往往不够全面，除药物基础治疗外，适宜的中医外治法亦可取得较好的疗效。UA 属于中医"胸痹""心痛"范畴，为本虚标实之证，病位涉及心、肾、肺、脾、肝，发病机制复杂，需要更佳的临床决策来提高临床疗效。耳穴压豆法具有简便、价廉、效优、副作用少等特点，整体疗效突出，在心血管疾病的治疗运用中显示出确切的临床疗效。

3.研究目的

观察耳穴贴压对改善 UA 合并睡眠障碍患者的睡眠障碍，改善心绞痛疗效和中医证候积分的效果。

4. 研究方法

将符合纳入标准的患者按照随机数字表法分为对照组和治疗组，每组 30 例。对照组给予基础治疗，包括阿司匹林肠溶片、硫酸氢氯吡格雷片、琥珀酸美托洛尔片、阿托伐他汀钙片、单硝酸异山梨酯片、沙库巴曲缬沙坦片、硝酸甘油片等。心绞痛发作时舌下含服硝酸甘油片，每次 0.5 mg。治疗组在西药治疗基础上，取穴心、肾、交感、神门、皮质下、内分泌等耳穴进行贴压，每次贴压一侧耳穴，两耳轮换，每 2 天更换 1 次。

5. 研究参与者

本研究共招募了 60 名符合纳入标准的 UA 合并睡眠障碍患者。

6. 研究伦理问题

研究获得患者的知情同意并签署知情同意书。

7. 资料收集方式

采用问卷调查及辅助检查、PSQI 量表和中医证候积分表等方式收集患者的相关资料。所有资料均由专业人员进行收集、整理和分析。

8. 资料的整理与分析

采用 SPSS 25.0 软件进行统计分析。符合正态分布的定量资料以均数±标准差($\bar{x}\pm s$)表示，采用 t 检验；定性资料以例数或百分比(%)表示，采用 X^2 检验。

9. 研究结果

耳穴贴压可以有效改善 UA 患者的睡眠障碍，改善心绞痛疗效和中医证候积分。以下是本研究中各观察指标的统计学结果：治疗组治疗后 PSQI 各项评分及总评分均较治疗前明显下降，治疗组治疗后入睡时间、睡眠质量、睡眠障碍、日间功能障碍和总评分低于对照组，差异均有统计学意义($P<0.05$ 或 $P<0.01$)；治疗组和对照组睡眠障碍症状改善疗效总有效率分别为 86.67% 和 56.67%，两组比较差异有统计学意义($P<0.05$)；治疗组治疗后疼痛程度、心绞痛持续时间积分和疗效总分低于对照组($P<0.05$ 或 $P<0.01$)；治疗组和对照组中医证候疗效总有效率分别为 90.00% 和 63.33%，两组比较差异有统计学意义($P<0.05$)。

10. 结论

耳穴贴压可以有效改善 UA 患者的睡眠障碍，改善心绞痛疗效和中医证候积分。

11. 讨论

本研究在常规药物治疗基础上，取穴心、肾、交感、神门、皮质下、内分泌等进行耳穴贴压，对于 UA 合并睡眠障碍患者有较好的临床疗效。结果显示，治疗组患者治疗后 PSQI

评分低于对照组，睡眠障碍症状改善疗效总有效率优于对照组，提示耳穴方案治疗可以改善患者的睡眠质量。同时，耳穴贴压对于改善患者心绞痛发作次数、持续时间、疼痛程度和疗效总分等方面均有较显著的治疗效果。此外，耳穴贴压还可以提高 UA 患者的中医证候疗效，表现出中医外治法的优势。

UA 在病情演变中，血瘀贯穿始终，兼有痰、瘀、火、虚等虚实夹杂证候，导致血脉不畅、心神扰乱甚或心肾不交等而影响睡眠。本研究的关键是穴位的选择和准确的定位。选心穴，按照相应部位取穴，心肌收缩力增强，心排血量增加，从而缓解相应症状。神门穴是镇静安神的要穴，交感、皮质下可以益心安神调畅气血，加用王不留行籽贴压刺激，可以增加安神定志、活血通经之功效。《素问·阴阳应象大论》中记载："肾主耳……在窍为耳。"《证治准绳·杂病》指出："心在窍为舌……因寄窍于耳，则肾为耳窍之主，心为耳窍之客。"故耳穴贴压需加刺激心、肾二穴，以达心肾相交、水火既济之功效。

【案例分析】

耳穴压豆在临床各系统的疾病运用中取得了较好的效果，耳穴取穴及选穴配穴得当在临床中可获得显著效果。取穴不当或配穴不好，疗效反之。此外，耳穴在耳朵上密集分布，每个穴位的定位相当重要，否则是差之毫厘，谬以千里。操作者要熟练掌握耳穴的分布，精准定位，在临床运用中要善于总结经验，不断探索和研究耳穴的疗效，深入研究耳穴压豆的作用机制，让耳穴压豆为更多的患者缓解疾病、减轻病痛、提高生活质量做出贡献。

【小结】

1. 耳穴压豆法的研究要遵循科学性、实践性和实用性原则。

2. 耳穴压豆法研究的最终目的是让耳穴压豆法临床应用提升的同时，不断挖掘其作用疗效的机制，提高学生对耳穴压豆法的认可度。

【课后练习】

1. 阐述耳穴压豆法取穴的原则。

2. 耳穴压豆的操作要点及注意事项。

<h1 style="text-align:center">第三节　针灸疗法</h1>

针灸疗法是以针刺、艾灸防治疾病的方法，简称针灸。针灸疗法主要包括刺法和灸法。针刺疗法是用特制的金属针具，刺激人体穴位，运用操作手法，藉以疏通经络，调和气血。艾灸疗法是以艾绒搓成艾团或艾条，点燃后温灼穴位皮表，达到温通经脉、扶阳散寒的目的。方法虽异，但都是通过刺激经络穴位而达到防治疾病的目的，临床上常配合使用。针灸疗法在我国已有数千年历史，它以脏腑经络学说等基础理论为依据，积累了丰富的临床经验，具有简便、效验佳、安全、适应证广等特点。本章节以"针灸治疗"为基础，以"脑瘫语言发育迟缓患儿"为例，指导学生如何将"针灸治疗"运用于临床中的各类疾病。

一、基本信息

案例主题：针灸治疗在脑瘫语言发育迟缓患儿中的应用。
课时：45 min。
教学对象：护理专业本科生。

二、教学目标

1. 了解脑瘫语言发育迟缓的基本定义、病因、病理生理改变及临床表现；了解针灸治疗的基本原理及其在中医理论中的地位和作用。

2. 熟悉脑瘫语言发育迟缓的常用针灸治疗方法；熟悉针灸治疗的注意事项，如适应证、禁忌证、力度和频率等。

3. 掌握如何根据患者的具体病情选择合适的穴位进行针灸；掌握针灸治疗的基本技巧，包括手法、力度和持续时间等。

三、教学内容

1. 知识点

脑瘫语言发育迟缓的病理机制；针灸治疗的中医理论基础及其与现代医学的结合；穴位定位及其与相应疾病的关联；针灸治疗的操作技巧及其疗效评估。

2. 重点难点

①重点：针灸治疗的正确手法和技巧，以及其在脑瘫语言发育迟缓治疗中的应用；②难点：如何根据个体差异选择合适的穴位，以及对针灸力度和频率的把控。

3. 教学资料

教科书及专业期刊中关于针灸治疗在脑瘫语言发育迟缓中应用的相关章节和文献；穴位图及视频资料，展示正确的穴位定位及针灸方法；病例分析报告，展示针灸治疗在实际临床中的应用效果。

四、教学实践

（一）理论教学实践

1. 理论教学

通过讲授、讨论和案例分析等方式，使学生全面了解脑瘫语言发育迟缓的病理机制及针灸治疗的治疗原理；详细介绍常用穴位的定位方法、针灸手法及注意事项。

2. 实践教学

组织学生进行穴位定位练习，确保学生能够准确找到相关穴位；在教师指导下，学生进行模拟针灸操作，掌握正确的针灸手法和力度；分析实际病例，讨论如何根据患者的具体病情选择合适的穴位进行针灸治疗。

（二）科研教学实践

【案例】

黄飞燕, 罗雪. 语言训练配合针灸应用于脑瘫患儿语言发育迟缓的临床效果［J］. 中华中医药学刊, 2018, 36(3)：735-737.

1. 研究题目

语言训练配合针灸应用于脑瘫患儿语言发育迟缓的临床效果。

2. 研究背景

脑瘫是临床上的常见病，也是严重影响学龄前儿童身心健康的一类疾病。脑瘫是指婴幼儿在出生前后受到其他因素所造成的非进行性脑损伤综合征，其主要临床症状为智力障碍、视觉障碍、语言障碍、听觉障碍、行为障碍、感知障碍等。其中，语言障碍最主要的表现形式为语言发育迟缓，患儿的表达能力与同龄人相比较弱。脑瘫患儿不仅自身存在较大的健康隐患，还影响家庭的和谐。为了使脑瘫患儿尽快恢复正常的语言功能，临床上常对其实施语言训练治疗。但从相关研究中可知，仅仅使用语言训练来对脑瘫患儿进行治疗，对其语言发育的进展较为缓慢。

3. 研究目的

本研究的主要目的是评估语言训练配合针灸治疗对脑瘫语言发育迟缓患儿的在提高治疗的总有效率、改善患儿的发育商得分、口部运动功能得分方面的情况以及可能的作用机制。

4. 研究方法

本研究采用随机对照试验设计，将患儿按入院时间分为观察组与对照组，每组34例。对照组患儿实施语言训练进行治疗，主要内容有：听力训练、表达能力训练、复述训练、实际交流训练，每次语言训练的时长为30 min，1次/天，持续治疗6个月。观察组在对照组患儿的基础上加用针灸疗法进行治疗。针刺穴位为百会穴、颞三针穴、四神聪穴、智三针穴、阿是穴，选定好穴位后先进行消毒，安抚好患儿的情绪，使其能够以轻松的心态面对针灸治疗，再使用一次性毫针平刺，留针时长为10~15 min，1次/天，持续治疗6个月。

5. 研究参与者

本研究共招募了68例符合纳入标准的患儿。

6. 研究伦理问题

本研究遵循医学伦理原则，患儿及其家属均知晓并自愿参与本次研究(本研究经相关伦理委员会批准认可)。

7. 资料收集方式

对治疗总有效率、治疗前后的发育商得分、口部运动功能得分进行评分，所有资料均由专业人员进行收集、整理和分析。

8. 资料的整理与分析

所得数据均采用SPSS 20.0统计学软件进行分析处理，计量资料使用 t 检验，使用检验计数资料，若 $P<0.05$ 则差异具有统计学意义。

9. 研究结果

从本文研究中可知，观察组患儿的治疗总有效率为97.05%，对照组患儿的治疗总有效率为79.41%，组间比较，差异显著($P<0.05$)。此外，观察组患儿在发育商得分以及口部运动功能得分上均显著优于对照组患儿($P<0.05$)。

10. 讨论

语言发育迟缓可发生在健康婴幼儿身上也可发生在脑瘫婴幼儿身上，但根据相关统计可知，脑瘫患儿的语言发育迟缓发生率显著高于正常婴幼儿。

脑瘫是由于婴幼儿不成熟的脑组织受到损伤而产生的一种中枢神经障碍性疾病，常常累及患儿的认知能力、社交能力等。脑瘫还具有治疗难度大、预后不佳、病程延长等特点，对患儿的身心发育以及生命健康均有着较大的影响，并且还会对家庭的和谐带去威胁，增加家庭的经济负担，使患儿及其家属的生活质量显著下降。随着社会的发展，生活与饮食习惯的改变，脑瘫患儿的发生率逐年提升。因此，降低脑瘫患儿的发生率以及提高脑瘫患儿的治愈率，是现代医护人员需要研究的课题。

目前，临床上还尚未研发出治疗脑瘫患儿语言发育迟缓的特效药，只能够通过科学的语言训练来激活患儿大脑的语言功能，以便达到提高语言发育的最终目的。但从相关研究中可知，仅仅使用语言训练来对脑瘫患儿进行治疗，总有效率较为低下，不利于患儿的预后，对脑瘫病情较为严重的患儿来说，其治疗效果也不够显著。

针灸在我国有着较为悠久的历史，起源于三皇五帝时期，在《山海经》《内经》中均有着详细的记载。针灸属于中医治疗，其通过针刺患儿脑部的穴位来增加局部病灶的血流量，以达到改善大脑皮质的缺血状态，使患儿正处于休眠的神经细胞得到觉醒，从而修复神经元的损伤和促进神经元的再生，使患儿的整体脑瘫症状得到改善，对患儿的成长发育有着积极的促进作用。在本文研究中，对患儿的百会穴、颞三针穴、四神聪穴、智三针穴、阿是穴进行针灸治疗，不仅能够起到疏通筋络、醒脑开窍的作用，还能够升阳举陷、益气固脱，对患儿的预后以及身心发育均有着重要的意义。

本研究结果表明，语言训练配合针灸疗法更符合脑瘫患儿语言发育迟缓的需求，能够显著提高治疗的总有效率，使患儿快速恢复正常，值得临床推广应用。

【案例分析】

本节阐述"语言训练配合针灸在脑瘫患儿语言发育迟缓的应用研究"，详细介绍了针灸治疗在脑瘫语言发育迟缓患儿中的应用，指导学生如何将"针灸治疗"运用于临床中的各类疾病。同时，未来的研究可深入探讨针灸治疗的作用机制，为临床治疗提供更多的理论依据和实践指导。

【课后练习】

1. 简述中医护理类研究报告的特点，拟一个自己感兴趣的选题。

2. 查找相关文献，选取一篇中医护理类论文，对论文框架和创新点进行详细分析和学习。

第十二章
护理科普类研究

随着人民物质生活水平的日益提高和现代医学科学的不断发展，为满足人们的求知欲望及健康需求，各种科普文章应运而生。科普教育是传播科学技术知识和提高人们科学水平的重要手段，科普文章是使用范围最广、适用场景最全也是最便于传播的科普体裁。护理科普预防是科普工作范畴的一部分，护理人员将科普知识面向社会，积极开展各种护理科普活动如义诊、咨询、讲座等，能够提高人们的保健意识和健康水平，促进医学科学发展。本章节以"妊娠期口腔护理"的科普预防为例。

一、基本信息

案例主题：孕期口腔护理科普简报。
课时：45 min。
教学对象：护理专业本科生。

二、教学目标

1. 了解妊娠期易发口腔疾病的原因。
2. 熟悉护理科普文章创作的流程。
3. 掌握护理科普文章写作方法。

三、教学内容

1. 知识点

护理科普文章的特点及写作技巧。

2. 重点难点

①重点：简洁且巧妙设计科普主题；②难点：增强科普的传播效应与价值。

3. 教学资料

查阅科普文献资料、《护理研究》等参考书籍。

四、教学实践

【案例】

科普短文：亲爱的准妈妈，您的孕期口腔护理秘籍已送达！

作者及原文链接：董伟 https：//mp. weixin. qq. com/s/TajxHlpcYyuv19SvBfICvg

1. 选题明确受众、紧扣时代热点

通过微博热点、微信传播指数以及各种新媒体后台的大数据分析功能，直观地获取医疗健康领域的热点新闻事件、需求图谱、人群分布特点等数据，依据数据分析结果，基于自身的医学专业知识查阅文献资料或咨询专家，通过"适配"目标受众的特征以及对科普信息的需求进行"目标导向式"的科普内容设计。孕期因激素水平改变、饮食行为习惯变化以及孕期用药禁忌，因此对口腔护理秘籍需求高，易引起孕妈的共鸣。护理人员也可通过科普讲座、临床工作的评判性思维、学科会议等获得选题灵感。唯有在受众中产生广泛影响的科普，才是有价值、有意义的。从主客观因素选题，即针对特定人群特定时期的实际需要与作者自身实践的科学性相结合。

2. 内容准确、信息可靠

护理科普类文章是由有医学相关专业背景的作者所撰写的，案例作者是华西口腔医院的副主任医师，具有较强的公信力；或在专科医护人员或卫生健康领域专家的指导下，作者精准查阅国内外文献、专家共识、指南标准或教材等资料，这是医学科普开展的重要保障，也更易受到读者欢迎和信任。

3. 标题清晰且吸睛

科普文章的标题以高冲击力、新颖独特为设计理念，使受众在最短的时间内被该文章所吸引，既要简短还要符合读者对健康科普知识的心理需求。像《亲爱的准妈妈，您的孕期口腔护理秘籍已送达!》这篇文章设置的科普标题，采用复合型标题，主标题既吸睛又有针对性的人群，副标题则是补充说明文章主题。而疾病的发生、流行与时令、地域以及其他环境因素密切相关，且具有一定的规律性，例如《春节期间，谨防消化系统"节日病"》，科普者通过设计节日应景的标题成功吸引了读者的眼球；《最近正大量上市! 紧急提醒：不能多吃!》，该科普文标题没有指出具体事件，却可以勾起读者的好奇心而获得关注；《睡觉也能把头磕破么?》，该文作者通过设置悬念式标题吸睛，其内容更是与人们息息相关，让读者想一探究竟。

4. 内容严谨联合形式趣味

本文作者先通过设置场景，考虑到准妈妈们关于口腔健康的问题以及孕妈在微信群满屏都"放不完"的顾虑和担心，以抓住热点切入，将"主题事件化、事件故事化"，设置孕妈妈们各种口腔问题求医问药的"场景"，用疑问的手法提出，以设置小说式悬念切入，给文章及开篇确定一个好的切入点，解答读者现实中求医问药的困惑。同时，通过对孕妈心理上的恐惧等细节的刻画充分发挥了语言的粘贴作用。此外，作者附上自制的真实聊天记录截图，更贴近读者生活，易吸引孕期妈妈这一人群参与，在情感上找到共鸣。案例中的孕妈提问对话点到为止，引入正文的案例宜短不宜长。

作者以故事作为载体写科普文章，"那么多让人头痛的问题该怎么处理？来听听华西口腔熊猫牙医咋说！"，通过引导式问答层层递进，激起读者兴趣。该作者来自四川大学华西口腔医院，该院是中国第一个口腔专科医院，会使该科普作品更有公信力和科学性。而一名医护人员如果想要创造出真实且有价值的医学科普作品，必须使用他自己生活或工作中的素材和经历。

接下来作者图文并茂地介绍孕期"捣蛋"的口腔疾病，华西医院的科普往往以幽默的表达、实用的话题取胜，通过凝练的文字以及生动的漫画简洁明了、清晰准确地表达孕期常见疾病的病因、临床症状等，继而增强了文章的亲切感和指导性，使读者更好地领会口腔疾病相关知识。

叙述的手法是指主体内容的表达方式。"这么多可能出现的孕期口腔疾病，如果放任不管会导致啥后果呢？"作者通过一个个问题使读者置身故事情节之中来提高公众的参与度，然后再对提出的问题进行解答，增强了科普文章的感染力和吸引力。由于信息时代的阅读特点是快餐式、碎片式阅读，医学科普文章应深入浅出且通俗易懂，就像本案例文字精炼且重点突出。写作的时候，需要谋篇布局、精心构思，把所要传达的科普核心内容与知识点放在最醒目的位置，该文作者将关键的知识点通过字体加黑加粗来让人记住，因医学科普的读者普遍具有求快的心理，希望在较短的时间内获得较多的医学知识。

作为医学科普文章，语言表述必须权威、专业、准确，才能正确指导人们在生活上和饮食上养成科学合理的习惯，才能发挥医学的独特优势。文末是该篇科普文章传播内容的重点，故事是工具，传播知识和理念是目的。该文作者从孕前如何做好口腔疾病的预防和孕期如何进行口腔保健来避免妊娠期各种口腔疾病进行阐述，其实用性满足了科普读者共同的阅读心理。

【案例分析】

本节选取的案例通过设置的故事进行了关于妊娠期口腔疾病预防的科普，作者具有专业的医学知识背景，文章深入浅出，内容风趣幽默，有利于培养学生科普文章的写作能力。

【小结】

1. 护理科普类研究要遵循创新性、科学性、针对性及实用性原则。

2.通过具体案例来阐述护理科普类研究如何做，在让教学质量提升的同时也提高学生对医学科普的认可度和接纳度。

【课后练习】

1.简述科普文章撰写主要步骤。

2.两人一组分析一篇护理科普文章，对其写作方法和创新点进行详细分析和学习。

第十三章
科研论文撰写

第一节　论著的撰写与分析

论著是指在对某领域的文献进行广泛阅读和理解的基础上，对文献中的数据、观点等进行归纳整理、分析提炼而形成的论文。论著能反映出某领域的历史背景、研究现状和发展趋势，具有较高的情报学价值。论著是学术研究重要成果的表现形式，它代表了作者在某一特定领域的深入研究和学习。论著的撰写有许多一般性的要求，这些要求保证了学术研究的严谨性、准确性和规范性。

一、基本信息

课时：45 min。
教学对象：护理专业本科生。

二、教学目标

1.了解论著的定义及类型。
2.熟悉论著的特点及注意事项。
3.掌握论著的写作格式与内容。

三、教学内容

1.知识点

论著的定义、写作格式、内容及注意事项。

2. 重点难点

①重点：论著的写作格式；②难点：论著的内容及注意事项。

3. 教学资料

典型论著示例、护理科研教材等。

四、教学实践

(一)理论教学实践

1. 线上教学

①课前预习：要求护生通过雨课堂平台学习关于论著的定义、特点等理论内容；②课前测试：针对课前学习情况进行课前测试，明确学生存在的问题，为课堂教学提供依据。

2. 多媒体线下教学

运用幻灯片、典型示例进行相关知识授课。护生对案例所给论著的格式和内容开展小组讨论，小组进行汇报，教师点评总结，帮助护生对重难点知识进行更有效的理解和运用。

(二)科研教学实践

通过几个例子，帮助学生加深对论著的写作格式、内容及注意事项的理解，并且尝试进行论著论文的写作。具体内容如下：

1. 论著写作步骤

(1)选题：论著的选题应具有明确的目标和范围，作者应清晰阐述研究的问题、目的和方法。选题应具有学术价值和创新性，能够为该领域的知识积累做出贡献。

(2)文献综述：撰写论著前，作者应对相关文献进行全面的综述，掌握该领域的研究现状、已有成果和存在的问题。这有助于作者明确研究问题，并为自己的研究提供理论支持。

(3)研究方法：在论著中应明确阐述研究方法，包括实验设计、数据采集和分析等。研究方法应科学、合理，能够保证结果的准确性和可靠性。

(4)结果表述：论著中的结果应客观、准确地表述，数据的呈现应清晰、规范。同时，应对结果进行合理的解释和分析，避免夸大或歪曲事实。

(5)讨论与结论：论著应对研究结果进行深入的讨论和总结，提出自己的见解和观点。结论应简洁明了，能够准确地反映研究的主要发现和意义。

（6）参考文献：在论著中应引用相关的学术文献，确保引用的准确性和完整性。同时，应注意文献的格式和引用方式，遵守学术规范和标准。

2. 论著写作要点

（1）语言规范：论著的语言应规范、准确，符合学术论文的写作要求。避免使用主观性、模糊性的语言，确保论据的严密性和逻辑性。

（2）图表与数据：在论著中使用的图表和数据应清晰、准确，图表的设计应规范、统一。数据应具有可重复性和可验证性，能为其他研究者提供便利。

（3）结构合理：论著的结构应完整、清晰，包括引言、文献综述、方法、结果、讨论、结论等部分。各部分之间的逻辑关系应明确，有助于读者理解和把握论著的核心内容。

（4）学术诚信：论著的撰写应遵守学术诚信原则，避免抄袭、剽窃等不当行为。作者应对自己的研究结果负责，保持客观、公正的态度。

3. 论著的撰写

（1）题目：文题一般由研究对象、处理因素、预防效应和/或工作定性等若干要素组成。如《载氟尿嘧啶聚乳酸碳纳米管复合材料对胃癌细胞株的体外杀伤效应》，"载氟尿嘧啶聚乳酸碳纳米管复合材料"为处理因素，"体外杀伤效应"为预期效应，"胃癌细胞株"为研究对象；《腹腔镜与开腹手术治疗远端胃癌的临床对照研究》，"远端胃癌"为研究对象，"腹腔镜与开腹手术"为处理因素，"临床对照研究"为工作定性。但从上述两例中可以看出，这些要素并非必须在一个文题里全部具备，其次序先后也无严格规定，是可以根据文章所侧重介绍的内容进行调整和取舍的。

（2）署名：署名包括单位署名、作者署名、指导者署名和致谢等若干部分。目的是为了说明成果、著作所有权的归属，表明文责自负，并便于编者、读者与作者联系。单位署名指作者从事该项研究的所在单位，应标明所在省市的全名，并加圆括号注明邮政编码。单位署名一般列于文题之下，作者署名之前（不同期刊，格式不尽相同），居中书写。多个单位共同完成的课题，可按贡献大小，将第二、第三署名单位列在同页脚注中。作者署名必须用真实姓名（写法要求和身份证一致），不得用笔名、化名或假名，按贡献大小顺序列于单位署名之下。指导者包括研究生的导师和对课题设计、实验研究观察、论文撰写等给予指导的专家、教授，署名一般列在作者后，加右上角注，并在同页脚注中说明。

（3）摘要：摘要一般分"目的"、"方法"、"结果"和"结论"四部分，可以连续排列，但必须在前面分别写出这四个词。现将各部分的撰写要求叙述如下。目的（Objective）：简要说明研究的目的，说明提出问题的缘由，表明研究的范围和重要性。方法（Methods）：简要说明研究课题的基本设计，使用了什么材料和方法及数据和统计学处理方法等，须明确研究时间段、研究单位（不用第一人称）。结果（Results）：需要列出研究的主要结果和数据及其置信值、统计学显著性检验和确切值。结论（Conclusion）：简要说明经过验证、论证取得的正确观点及其理论价值或应用价值，是否可推荐或推广等。

（4）主题词：选定的主题词必须能确切表达全文的重要内容和特点，可重点从文题、摘要、引言与讨论中进行提炼、筛选，按 ICMJE 规定每篇论文应选 3~10 个主题词。每个词不一定能表达一个完整的意思，但要概念精确、具有较强的专指性，并能密切切合论文的关键性内容，而且必须是新的规范化的专业术语，可参考《汉语主题词表》《医学主题词注释字顺表》《中医药主题词表》选用。

（5）引言：引言写作应简明扼要且具有吸引力，开门见山地点明写作目的和意义，以诱发读者的阅读兴趣。在叙述国内外现状时，避免过多引用文献或过细地进行历史回顾，仅简要地提出与研究课题有直接联系的内容，以及要解决、已解决和尚待解决的问题。在阐述研究成果及其意义时，要实事求是，避免夸张，尤其对"首次报道""国内首创""达国际水平"等说法，必须查足文献，有确切依据，既不夸大自己的成果，也不随意贬低他人的成就。

（6）材料和方法：是论文的重要组成部分，它回答用什么对象、做什么和怎样做等问题，不但可以显示研究的严密性、科学性和可靠程度，而且还可以为他人进行同类研究时提供借鉴。尤其是经验交流类文献，研究方法更是全文的重点内容。因医学论文有实验研究和临床研究等不同类型，此标题可写成"材料和方法"、"对象和方法"、"病例报告"或"临床资料"等不同形式。

（7）结果：是科研论文的核心、结论的依据、确立论点和主题的基础，决定着论文学术水平的高低和研究价值的大小。结果的内容包括观察和研究中发现的现象、导出的公式、测得的数据、取得的图像等。在临床研究中，结果项还包括疗效标准的选用或制订，治疗效果差异（有效或无效）的统计，并发症的发生情况及随访情况（面、时间、结果）等。

（8）讨论：是结果的逻辑延伸，是研究从感性认识上升到理性认识的产物。其内容包括：对研究结果进行理论上的阐述，指用已有的理论（国内外的新学说、新报道）对研究结果进行讨论（可与他人的结果进行比较，并解释其因果关系），并对实验结果中的各种资料、数据、现象进行综合分析；指出结果（阳性和阴性）和结论的意义及其对实践的指导作用和应用价值（经济效益、社会效益）等；类似问题的国内外进展情况及本研究的独特之处（新、异、优），对所有材料和方法的优异之处加以分析，对所得结果和结论的学术水平在国内外居何地位加以评价；指出研究过程中所遇到的问题、差误和教训，以及与预想和与其他学者的观点存在的异同及其原因；提出今后的研究方向、改进方法、设想和建议，使读者对该领域问题有进一步的了解，以便开展更深入的研究。

（9）参考文献：著录参考文献必须是①与论文关系最密切的，即与论文所涉及的历史渊源、技术方法、引用数据及作者的论点（包括观点相近或相反的）密切相关的资料；②作者亲自阅读过的，对科研工作和论文写作有启发的资料；③最新且公开发表的，著录的文献以近期（3~5年内）发表的期刊为主，少用教科书或专著，不用未发表的文章或内部资料，会议论文集因交流范围小，读者不易查阅，一般也不宜引用；④著录文献数目应根据文章内容而定，一般论著10篇左右，综述和述评20~30篇，采用顺序编码制。

【小结】

1.论著的结构应当合理有序，以保证观点的条理清晰。

2.在论著的写作过程中，要严格遵守学术规范。

【课后练习】

1. 简述论著写作的特点。

2. 两人一组分析一篇护理类论著，列出论著的组成部分，明确段落结构。

第二节 综述的撰写与分析

综述是指在对某领域的文献进行广泛阅读和理解的基础上，对文献中的数据、观点等进行归纳整理、分析提炼而形成的论文。综述能反映出某领域的历史背景、研究现状和发展趋势，具有较高的情报学价值。

一、基本信息

课时：45 min。
教学对象：护理专业本科生。

二、教学目标

1. 了解综述的定义及类型。
2. 熟悉综述的特点及注意事项。
3. 掌握综述的写作格式与内容。

三、教学内容

1. 知识点

综述的定义、写作格式、内容及注意事项。

2. 重点难点

①重点：综述的写作格式；②难点：综述的内容及注意事项。

3. 教学资料

典型综述论文示例、护理科研教材等。

四、教学实践

(一)理论教学实践

1. 线上教学

①课前预习：要求护生通过雨课堂平台学习关于综述的定义、特点等理论内容；②课前测试：针对课前学习情况进行课前测试，明确学生存在的问题，为课堂教学提供依据。

2. 多媒体线下教学

运用幻灯片、典型示例进行相关知识授课。护生对案例所给综述的格式和内容开展小组讨论，小组进行汇报，教师点评总结，帮助护生对重难点知识进行更有效的理解和运用。

(二)科研教学实践

通过几个例子，帮助学生加深对综述写作格式、内容及注意事项的理解，并且尝试进行综述论文的写作。具体内容如下：

1. 综述写作步骤

(1)选题：综述的选题应有明确的目的，可以考虑与自身研究领域相关的，在实践过程中发现有进一步研究意义的，或是近年来发展较快且有必要进行综合评价的主题。同时，也应注意选题新颖，在广泛阅读文献的基础上，排除与现有论文"撞车"的情形。此外，虽然综述是对已有的材料进行归纳、整理和分析，但不应只是简单罗列材料，我们可以在切入点、写作方式等方面进行创新，让读者眼前一亮。

【案例1】"国外早产儿父亲实施袋鼠式护理的研究进展及启示"选题分析

以"袋鼠式护理的研究进展"为题，袋鼠式护理的实施者大多是早产儿母亲，针对母亲进行袋鼠式护理的研究已有很多，缺乏新意。若以"早产儿父亲实施袋鼠式护理的研究进展"为题则更吸引读者，同时也能缩小研究范围。但是，国内极少有父亲进行袋鼠式护理的案例，因此进一步明确研究范围，以"国外早产儿父亲实施袋鼠式护理的研究进展"为题，既有新意，又明确了研究对象。

(2)查阅文献，搜集、整理资料：根据选定的主题及论文确定的时限查阅相关文献。为了使综述所反映的观点、理念等能与时俱进，应注意在所选文献中，近几年发表的文献应占一定比例。同时，为了查全、查准，应搜索中文、英文文献，并阅读原文。对于具有代表性、权威性的文章，更加需要精读，并做好记录。

(3)分析资料、拟定提纲：提纲是综述的整体框架，拟定提纲可以帮助整理写作逻辑，厘清层次，让作者做到心中有数。

【案例2】"脑卒中隐性误吸风险管理研究进展"的写作提纲

题目：脑卒中隐性误吸风险管理研究进展

前言：本文概述了隐性误吸的概念，脑卒中患者发生隐性误吸的概率及后果，引出对隐性误吸的早期识别和风险管理的重要性，旨在为预防隐性误吸，更好地护理脑卒中患者提供借鉴和参考。

主体部分：

1.隐性误吸的风险因素

  1.1 年龄

  1.2 吞咽障碍

  1.3 意识障碍

  1.4 疾病与治疗性因素

  1.4.1 机械通气

  1.4.2 气管插管与气管切开

  1.5 照护因素

  1.5.1 护士对隐性误吸的防控

  1.5.2 照护者对相关知识掌握程度

2.隐性误吸导致的不良结局

  2.1 吸入性肺炎

  2.2 营养不良与恐惧

3.脑卒中隐性误吸防范

  3.1 吞咽功能康复训练

  3.2 营养管理

  3.3 集束化管理

  3.4 知识与技能培训

  3.4.1 护士培训

  3.4.2 照护者培训

4.小结

目前对于脑卒中患者吞咽障碍所致误吸已有较多研究，但对隐性误吸的重视不够，且到目前为止还没有关于脑卒中患者隐性误吸危险因素、频率和测量隐性误吸的生物标志物的全面研究，隐性误吸的发生与脑卒中脑损伤的区域和类型之间的联系尚未达成共识，未来应加强对这些方面的研究。此外，应量化脑卒中患者隐性误吸风险水平，开发高特异度和灵敏度的早期筛查工具，及时开展早期隐性误吸床旁评估，采取有效的预防措施，帮助实现误吸管理目标。

参考文献：略

2.综述的格式及注意事项

综述一般包括题目、摘要、关键词、正文和参考文献，正文又包括了前言、主体和小结几个部分。

(1)题目：题目是对论文核心内容的精准概括与提炼，且应充分体现论文的价值和创新性。综述论文的题目应当简洁明了，一般不超过20个字，且一般不出现公式、特殊符号等。

(2)摘要：摘要是论文的独立单元，一般用200~300字将论文要表达的信息进行准确、精炼的描述，让阅读者能够在最短的时间获取最有用的信息。因此，摘要需要逐字推敲，做到内容简明、完整，让人一目了然。综述摘要部分一般不涉及具体的数据和结论。

【案例3】"护士出勤主义行为的研究进展"摘要分析

出勤主义行为高发于护士群体，并对护士自身、患者及组织产生广泛的负面影响。该研究对护士出勤主义行为的概念、现状、理论模型和框架、测量工具及影响因素等进行综述，并在此基础上进一步探讨了降低护士出勤主义行为的措施，旨在引起护理管理者对护士出勤主义行为的重视，为国内开展护士出勤主义行为研究提供参考。

分析：这段话简明扼要地概括了正文要描述的主要内容，让读者很快就能明确文章的主题。

(3)关键词：关键词是反映文章主要信息的字词或术语，一般每篇文章可选3~8个关键词，多个关键词之间应用"；"分隔。

(4)前言：介绍相关定义或概念，明确综述讨论的范围，简明扼要的说明相关研究问题的现状、存在的问题、争论的焦点，表明本综述的目的和意义所在，引出正文内容。

(5)主体：是综述的主体，也是综述的重点所在，主要包括论据和论证两部分。其写法多样，没有固定的格式。作者根据搜集到的资料整理好写作提纲，紧扣主题，可以结合内容和自己的写作特点按照时间顺序或者按照国内外对比等方式，清楚表述相关问题的历史背景、发展现状、存在问题及解决方法等内容。但是也应注意，综述并不是对已有文献的简单罗列，而是经过广泛阅读后对已有研究的优点及不足之处的批判性分析与评论，并且结合实际提出自己的见解。

(6)小结：简要概述全文主题，表达作者的见解及今后的研究方向。小结应做到与前言相呼应，确保文章有头有尾，提出的问题有始有终。

(7)参考文献：综述是在广泛阅读文献的基础上撰写的，因此会引用较多已有文献中的观点、数据、实验结果等。在撰写综述时，应将所引用的文献列出，以便查阅。参考文献的格式可参考所投稿杂志的具体要求。

【小结】

1.综述有归纳性、普通性和评论性综述三大类，可采用横式、纵式、纵横结合等多种写作方法，撰写时应结合实际选择合适的类型和写法。

2.综述撰写时应注意格式正确，逻辑清晰，既有论据，又有论证，说清问题的来龙去脉并表达自己的见解。

【课后练习】

1.阅读"脑卒中患者药物素养的研究进展及干预措施"一文，分析文章从选题到提纲以及写作格式方面的优缺点。

2.结合已学知识，以小组为单位，自选主题，书写综述论文的提纲。

第三节　案例报告的撰写与分析

案例报告是指对临床实践中出现的较为特殊的，或具有代表性的病例进行护理研究，探索此种或此类患者护理要点，探讨相关注意事项，总结护理经验和体会的一种论文形式。案例报告有利于传播新知识、新技术，也便于进行经验交流，为进一步的研究提供经验和借鉴。

一、基本信息

课时：45 min。
教学对象：护理专业本科生。

二、教学目标

1. 了解案例报告的定义。
2. 熟悉案例报告书写的注意事项。
3. 掌握案例报告的写作格式与内容。

三、教学内容

1. 知识点

案例报告的定义、写作格式、内容及注意事项。

2. 重点难点

①重点：案例报告的写作格式；②难点：案例报告的内容及注意事项。

3. 教学资料

典型案例报告论文示例、护理科研教材等。

四、教学实践

(一)理论教学实践

1.线上教学

①课前预习：要求护生通过雨课堂平台学习关于案例报告的定义等理论内容；②课前测试：针对课前学习情况进行课前测试，明确学生存在的问题，为课堂教学提供依据。

2.多媒体线下教学

运用幻灯片、典型示例进行相关知识授课。护生对案例所给案例报告的格式和内容开展小组讨论，小组进行汇报，教师点评总结，帮助护生对重难点知识进行更有效的理解和运用。

(二)科研教学实践

通过几个例子，帮助学生加深对案例报告的写作格式、内容及注意事项的理解，并且尝试进行论文的写作。具体内容如下：

1.案例报告写作格式及内容

案例报告一般包括题目、摘要、关键词、前言、临床资料、主体、小结和参考文献几个部分。

(1)题目：题目应能概括论文的主要内容，表达论文的主题。读者常以论文的题目作为判断论文阅读价值的重要依据，因此，题目还应具有创新性和吸引力，能引起读者的注意和兴趣。案例报告的题目一般包含例数、研究对象和干预措施等，如："1例双侧乳腺癌不同术式后保留 PICC 患者的护理"，"10例 Alagille 综合征患儿行肝移植的围手术期护理"。

(2)摘要：摘要是论文内容的高度概括，案例报告的摘要一般从目的、方法、结果、结论几个方面来概括叙述，也可采用"本文总结 X 例……的护理，护理要点有……，结果……"的句式进行描述，使读者能在较短的时间内了解论文的概况。

【案例1】"1例鼻咽癌横纹肌肉瘤患者的安宁疗护实践"的摘要

目的：对1例鼻咽癌横纹肌肉瘤晚期患者实施安宁疗护，重点总结心理护理实践经验。方法：运用安宁疗护的理念，对1例鼻咽癌横纹肌肉瘤伴多发转移的晚期患者采用心理温度计、焦虑及抑郁量表进行心理评估，采用团体心理辅导模式和个体化心理护理模式进行干预，个体化心理护理采用生命回顾疗法；同时积极辅助治疗患者的癌性伤口、控制疼痛、改善营养不良等症状；通过微信、电话、上门完成居家护理，最后转介安宁疗护病房进行善终。结果：通过多次有效的心理疏导、生命回顾疗法、团体心理辅导帮助患者减轻心理压力，达到身心安宁，在剩下的生命历程中找到生命的价值和意义。结论：生命回顾疗法可以有效帮助患者调节心理状态，在剩下的时间里重构生命价值和意义。

【案例2】"1例高龄巨大胸骨后甲状腺肿患者介入序贯手术治疗的护理"的摘要

总结1例高龄胸骨后巨大甲状腺肿合并肺占位患者介入栓塞序贯手术治疗的围术期护理要点，包括介入栓塞序贯外科手术降低手术风险，做好全程护理；加强手术期呼吸道管理，预防气管塌陷和气道感染；注重全时域病情观察，预防并发症发生；基于人文关怀护理理念，制订心理干预对策；提供个性化出院指导，做好院外延续性护理。经精心治疗和护理，患者恢复好，无相关并发症，术后7天患者康复出院。

（3）关键词：关键词是反映文章主要信息的字词或术语，一般每篇文章可选3~8个关键词，多个关键词之间应用"；"分隔。

（4）前言：包括疾病的概念、发病率情况、对患者的影响、治疗护理现状、存在的问题等，引出案例报告的必要性。

【案例3】"1例凶险性前置胎盘行双侧髂内动脉球囊封堵联合剖宫产术后并发DIC的护理"的前言

凶险性前置胎盘易导致胎盘粘连、胎盘植入、大出血，威胁母婴生命安全，是产科危急重症之一。凶险性前置胎盘若发生出血，易引发休克及弥散性血管内凝血（diffuse intravascular coagulation，DIC）。双侧髂内动脉球囊封堵术是一种介入治疗方式，应用于临床凶险性前置胎盘产妇剖宫产术中出血的防治。尽管该手术方式已得到越来越广泛的应用，但其效果尚存在一定争议。有研究指出，双侧髂内动脉球囊封堵术术后可能会引起动脉栓塞、腹壁下血肿、感染，严重者可引起DIC，进而导致全身重要脏器功能障碍，威胁患者生命。本研究总结了1例凶险性前置胎盘行双侧髂内动脉球囊封堵联合剖宫产术后腹壁下血肿并发DIC患者的护理。现报道如下。

（5）临床资料：一般包括患者的一般资料、疾病的发生、发展和结局情况。撰写时应注意详略得当，不要简单照抄医生的记录，同时也应注意与后面的护理问题和护理措施相呼应。

（6）主体：主要描述针对患者存在的护理问题开展的护理措施，这是案例报告的核心部分，撰写时对于常规化的护理措施可以简单带过，着重介绍特殊的护理措施。同时，案例报告属于经验性论文，论文中所写的应该是已经实施的护理措施，重点描述实施过程中或实施后的效果或存在的问题，供读者参考借鉴。

（7）小结：小结部分一般总结本例患者的护理特点，分享护理经验和教训，为今后的进一步研究提供借鉴。

（8）参考文献：文中提及的概念以及其他引用的内容，应标明出处。

【小结】

1.案例报告主要针对临床实践中出现的具有特殊性或典型代表性的病例进行护理研究，分享护理经验和体会，有助于为后续研究提供借鉴。

2.案例报告属于经验性论文，应着重写做了什么，而不是应该做什么。

【课后练习】

1. 阅读"1 例肠造瘘术后继发感染的白血病患者行造血干细胞移植的护理"一文，分析文章的选题、写作格式以及内容上的优缺点。

2. 结合已学知识，在临床导师指导下，以小组为单位，自选主题，书写案例报告的提纲。

第四节　科研项目的撰写与分析

科研课题是指针对一系列独特的、复杂的并且相互关联的科研问题而开展的科研活动。这些活动一般目标明确，规模较大，研究周期也较长，可以由若干个科研课题组成。

一、基本信息

课时：45 min。
教学对象：护理专业的本科生。

二、教学目标

1. 了解科研项目的定义。
2. 熟悉护理科研项目申报书各部分的主要内容及注意事项。
3. 掌握护理科研项目申报书的基本内容。

三、教学内容

1. 知识点

科研项目的定义。

2. 重点难点

①重点：护理科研项目申报书各部分的基本内容；②难点：护理科研项目申报书的撰写。

3. 教学资料

常见护理科研项目申报书示例、护理科研教材等。

四、教学实践

(一)理论教学实践

1. 线上教学

①课前预习：要求护生通过雨课堂平台学习关于科研项目的定义、类型等理论内容；

②课前测试：针对课前学习情况进行课前测试，明确学生存在的问题，为课堂教学提供依据。

2.多媒体线下教学

运用幻灯片、典型示例进行相关知识授课。护生对案例所给科研项目的基本内容开展小组讨论，小组进行汇报，教师点评总结，帮助护生对重难点知识进行更有效的理解和运用。

(二)科研教学实践

通过几个例子，帮助学生加深对科研项目的理解，并且尝试进行申报书的撰写。具体内容如下：

1.科研项目的类型

(1)按项目类型分类：可分为基础研究、应用研究和开发研究。

(2)按任务性质分类：可分为纵向研究和横向研究。

(3)按项目级别分类，可分为国家级项目(如：国家自然科学基金项目、国家科技支撑计划项目等)、省部级项目(如：省级各类科技计划项目)和校级项目等。

2.科研项目申报书基本信息

科研项目申报书一般包括封面、基本信息表、项目成员表、经费预算表、报告正文等。

(1)封面：封面一般包括项目名称、依托单位、项目负责人、联系方式、项目起止时间、申报日期等内容。

(2)基本信息表(简表)：包括申请人信息、依托单位信息、合作单位信息、项目基本信息、中文摘要等。

(3)项目成员表：项目成员是指对项目的完成起主要作用的人员。选择项目成员时一般从学科组成、研究经验及成果、学历、职称、年龄结构等方面充分考虑。

(4)经费预算表：科研项目经费一般包括直接费用(如：设备费、材料费、差旅费、会议费、出版/文献/信息传播/知识产权事务费、劳务费、专家咨询费等)和间接费用两部分。

(5)报告正文：

①立项依据：项目的立项依据包括研究意义、国内外研究现状以及参考文献。项目的研究意义主要指该项目对相关领域的积极作用，以及项目的成功能带来什么样的效益等。

②研究内容、研究目标及拟解决的关键问题：这部分为重点阐述内容，需要写清楚该项目最后要达到的具体目标以及要解决的具体问题。应注意目标设置合理，不可过高，且用词应准确。

【案例】

某护理研究项目名称为"某社区居家养老服务需求影响因素探究"，制订的研究目标是让该社区所有居民选择居家养老。这个研究目标的设定就不合理。如果改为"通过对居家养老服务需求影响因素的探究，提高社区居家养老服务质量，提高居民对居家养老服务的满意度"则较为合理。

③拟采取的研究方案及可行性分析：该部分应对研究方法、技术路线、实验手段、关键技术等方面进行阐述，证明本项目在理论、技术、设备材料、项目组成员能力等方面均具备可行性。

④本项目的特色与创新之处：可将本项目与现有国内外相关研究进行比较，突出本项目与其他研究的不同之处。如：本项目涉及前人未涉及的研究问题，即填补某一方面的研究空白；或虽然国外有相关报道，但国内尚无相关研究，即在借鉴国外研究经验的基础上结合我国实际提出的新的见解；或前人已有相关研究，但本研究从不同的切入点进行探究，或提出了新的见解等。

⑤年度研究计划及预期研究结果：年度研究计划可列出在项目起止时间内每个时间段的工作计划；预期研究结果即本项目完成后预计可以取得的成果及可实现的目标。预期成果常见形式有：科研论文、专题报告、专利、重要学术交流活动、成果运用及推广等。预期研究结果关系到项目的验收，应结合实际撰写。

⑥研究基础与工作条件：研究基础即与本项目相关的研究工作积累和已取得的工作成绩；工作条件包括已具备的实验条件、尚缺少的实验条件和拟解决的途径；此外，此部分还应阐述项目组成员的情况，如：与本项目相关的研究经历、发表的相关论文、获得的奖励及在本项目中承担的工作任务，以及正在承担的与本项目相关的科研项目情况。

⑦参考文献。

【小结】

1.科研项目申报书是研究者在选定研究问题后填写，以期得到资助部门在经济、管理等各方面支持的申请书，是专家评议、部门审批的重要依据。

2.项目申请书撰写应注意紧扣主题，重点突出，避免简单的文字和逻辑错误。

【课后练习】

1.以小组为单位，自选主题，进行研究项目的撰写。

2.小组之间相互点评，总结研究项目撰写的注意事项。

参考文献

[1] Hoffmann T C, Glasziou P P, Boutron I, et al. Better reporting of interventions: template for intervention description and replication (TIDieR) checklist and guide[J]. BMJ. 2014, 348: g1687.

[2] 胡雁，王志稳. 护理研究(第6版)[M]. 北京：人民卫生出版社，2022.

[3] Moher D, Hopewell S, Schulz K F, et al. CONSORT 2010 explanation and elaboration: updated guidelines for reporting parallel group randomised trials[J]. BMJ, 2010, 340.

[4] 王中侠，程益平，刘丹丹. 应用行为转变理论的护理干预对骨肿瘤患者疼痛管理及生存质量的改善分析[J]. 中华肿瘤防治杂志，2020(S1)：267-268.

[5] Skivington K, et al. A new framework for developing and evaluating complex interventions: update of Medical Research Council guidance. BMJ, 2021; 374: p. n2061.

[6] 徐伈，李娜，桑妮，等. 护患互动一体化 APP 在长效奥曲肽治疗的神经内分泌肿瘤患者中的应用[J]. 实用临床医药杂志，2023，27(22)：127-130+137.

[7] 杨文蔚，孙永琨，依荷芭丽·迟，等. 安罗替尼治疗难治型晚期结直肠癌Ⅲ期临床研究的单中心数据分析[J]. 中国肿瘤临床，2022，49(1)：18-25.

[8] 郭宇飞，蔡英杰，黄楚涵，等. 步行运动锻炼干预对乳腺癌患者化疗相关认知障碍的影响[J]. 护理学杂志，2023，38(19)：29-33.

[9] 崔焱，张玉侠，林素兰，等. 儿科护理学[M]. 北京：人民卫生出版社，2021.

[10] 张玉侠，崔焱，林素兰，等. 儿科护理学实践与学习指导[M]. 北京：人民卫生出版社，2022.

[11] 王春苗，饶婷. 赋能心理干预对肺炎患儿遵医行为和自护能力的影响[J]. 中国健康心理学杂志，2023，31(9)：1348-1353.

[12] Крючко, T, Ткаченко, O, Несина, И, et al. Ways to Optimize the Treatment of Children with Diseases of the Respiratory Tract[J]. Педиатрия Восточная Европа, 2021, (3): 482-491.

[13] 王家良. 临床流行病学(第5版)[M]. 上海：上海科学技术出版社，2021.

[14] 梁万年. 医学科研方法学(第3版)[M]. 北京：人民卫生出版社，2020.

[15] 向邱，曾红兵，余飞，等. 基于计划行为理论的戒烟干预在社区慢性阻塞性肺疾病患者中的应用[J]. 护理管理杂志，2022，22(12)：853-857+867.

[16] 郭继军. 医学文献检索与论文写作(第5版)[M]. 北京：人民卫生出版社，2018.

[17] 魏丽丽，韩斌如. 以护士为主导的早期活动方案在机械通气患者中的应用研究[J]. 中华护理杂志，

2019, 54(12): 1765-1770.

[18] 杨娜娜, 曾慧, 周静, 等.肺部超声指引下护士主导的胸肺物理治疗在机械通气病人中的应用[J].护理研究, 2024, 38(9): 1571-1577.

[19] 卓琳, 王胜锋, 詹思延.横断面调查的论文报告规范[J].中国卫生监督杂志, 2017, 24(3): 210-216.

[20] 吕红伟.不同教学方法提高非专科护士结肠镜健康教育能力的实践[J].浙江医学教育, 2018, 17(3): 16-18.

[21] 王瑞平, 李斌, 肇晖.描述性临床研究的设计和实施要点[J].上海医药, 2024, 45(1): 29-32+38.

[22] 袁媛, 王亚培, 吉慧聪.门诊结肠镜检查患者肠道准备合格情况的影响因素分析[J].中华现代护理杂志, 2022, 28(34): 4793-4796.

[23] 李峥, 刘宇.护理学研究方法[M].北京: 人民卫生出版社, 2021.

[24] Scott Menard. Longitudinal research(2nd ED)[M]. Thousand Oaks, CA: SAGE, 2002.

[25] 马晶鑫.纵向研究——测量变化和解释因果关系[J].图书情报知识, 2010(1): 31-35.

[26] 王璟, 岳树锦, 张润节, 等.大肠癌患者家庭照顾者因素对其照顾负担影响的纵向研究[J].中国护理管理, 2021, 21(8): 1250-1256.

[27] 王心旺.科研设计与统计分析系列讲座5: 基于病因探索的队列研究[J].中华生物医学工程杂志, 2022, 28(5): 582-585.

[28] 王瑞平, 肇晖, 吴颖, 等.分析性临床医学研究: 队列研究的设计要点[J].上海医药, 2023, 44(23): 30-31+39.

[29] 沈洪兵, 齐秀英.流行病学(第8版)[M].北京: 人民卫生出版社, 2013.

[30] 赵冬耕, 岳小强, 凌昌全.乙型肝炎肝硬化的发病危险因素分析[J].中西医结合肝病杂志, 2021, 31(8): 699-701+706.

[31] 王瑞平, 肇晖, 李斌.分析性临床医学研究: 病例对照研究的设计要点[J].上海医药, 2023, 44(21): 23-25+29.

[32] 牛晓蕾, 常丽丽, 谷培, 等.胃液总胆汁酸和幽门螺旋杆菌感染与胃癌的相关性研究[J].河北医科大学学报, 2023, 44(12): 1442-1447.

[33] 袁志彬, 任中保.德尔菲法在技术预见中的应用与思考[J].科技管理研究, 2006, 26(10): 217-219.

[34] 伍琳, 孙艳杰.德尔菲法简介及在护理学中的应用现状[J].护理研究, 2015, 29(29): 3599-3601.

[35] 石雪平, 丁希伟, 李雯, 等.消化内科专科护士核心能力评价指标体系的构建[J].护理研究, 2022, 36(6): 947-951.

[36] 周常青, 胡慧, 艾亚婷, 等.认知性访谈法研究报告框架的介绍与解读[J].解放军护理杂志, 2021, 38(9): 57-59+63.

[37] Artioli G, Deiana L, Bertuol M, et al. Evaluating a nurse-led narrative interview intervention with cancer patients with a first diagnosis: A feasibility study[J]. Heliyon, 2024, 10(11): e31802.

［38］ 王玉霞，徐亦虹，唐心怡，等.再次肾移植等待期患者心理体验的质性研究［J］.中华护理杂志，2023，58(18)：2189-2194.

［39］ 周云仙，王艳波，陈晋.护理质性研究［M］.浙江：浙江大学出版社，2017.

［40］ Black D . Nursing Research：Step By Step Process［M］.Tritech Digital Media，2018.

［41］ 杨双，王国蓉，向明芳，等.ICU 患者非计划拔管行为动作特征分析［J］.护理学杂志，2023，38(2)：5-8.

［42］ 阮佳音，周云仙. 我国描述性质性研究的护理文献分析［J］.中国实用护理杂志，2018，34(24)：1911-1916.

［43］ 缪幽竹. 医学文献信息检索与利用［M］.苏州：苏州大学出版社，2020.

［44］ 瞿佳，翁雪玲，高玲玲.护理质性研究文献计量学分析［J］.护理研究，2018，32(10)：1637-1639.

［45］ 许佳佳，翟艳萍.肉芽肿性乳腺炎患者治疗期间心理体验的质性研究［J］.解放军护理杂志，2014，31(17)：1-5.

［46］ 颜巧元. 实用护理学研究［M］.南京：江苏凤凰科学技术出版社，2017.

［47］ 陈妮，程云，胡三连. 住院老年痴呆病人喊叫行为背后意义的民族志研究［J］.护理研究，2013，27(32)：3610-3614.

［48］ Lisa W，Anthony W，Moira W，et al. Using Colaizzi's method of data analysis to explore the experiences of nurse academics teaching on satellite campuses［J］.Nurse Researcher，2018，25(4)：30-34.

［49］ Valle，R. S. and M. King，Existential-phenomenological alternatives for psychology［M］. New York：Oxford University Press，1978：392.

［50］ 刘明，Colaizzi 七个步骤在现象学研究资料分析中的应用［J］.护理学杂志，2019. 34(11)：90-92.

［51］ Richards L，Morse J M. README FIRST for a User's Guide to Qualitative Methods［M］.Sage，2012.

［52］ Botes A. Qualitative Research in Nursing：Advancing the Humanistic Imperative［J］.Health SA Gesondheid，1996，1(1).

［53］ 邢双双，濮益琴，胡雁，等. 中青年淋巴瘤患者社会回归体验的质性研究［J］.中华现代护理杂志，2023，29(1)：42-45.

［54］ Giorgi A . The Theory，Practice，and Evaluation of the Phenomenological Method as a Qualitative Research Procedure［J］.Journal of Phenomenological Psychology，1997，28(2)：235-260.

［55］ 李峥.护理研究中的质性研究(一)［J］.中国护理管理，2007，7(4)：78-80.

［56］ Lobiondo-Wood，Geri. Nursing research：Critical appraisal and utilization［M］.The C. V. Mosby Company，1986.

［57］ 马洁，许丽旋，林淑芬.白血病患儿母亲感受的研究［J］.中华护理杂志，2012，47(3)：222-224.

［58］ VAN MANEN，MAX. Phenomenology in Its Original Sense［J］.Qualitative Health Research，2017，27(6)：810-825.

［59］ Manen M V . Researching Lived Experience：Human Science For An Action Sensitive Pedagogy［M］.Althouse Press，1990.

［60］ Morse J，Field P A . Qualitative Research Methods for Health Professionals［M］.Sage Publications，

2005.

[61] Davoudi M , Boostani R , Manzari S Z . Lived Experience of Human T-cell Leukemia Virus type-1-Associated Myelopathy/Tropical Spastic Paraparesis（HAM/TSP）：A Phenomenology Study．［J］．Iranian journal of medical sciences，2024，49（5）：294-301.

[62] 霍苗．临床护士循证护理实践行为影响因素及作用路径研究［D］．长春：吉林大学，2022.

[63] 王琪，苏绍玉，刘腊梅，等．儿童发热管理临床实践指南解读和内容分析［J］．护理学杂志，2021，36（14）：28-31.

[64] 王蓓．中医药对比西药治疗癌性发热疗效及安全性的 Meta 分析［D］．武汉：湖北中医药大学，2018.

[65] 潘翠萍，周参新，施善芬．终末期糖尿病肾病患者行血液透析与腹膜透析的疗效及预后 COX 回归分析［J］．现代实用医学，2020，32（3）：311-313.

[66] 白建祥．老年终末期肾病患者行血液透析和腹膜透析的生存预后及生存率的影响因素分析［J］．实用医院临床杂志，2018，15(3)：44-47.

[67] 王国伟．单中心维持性血液透析患者生存现状的横断面研究［D］．南昌：南昌大学，2018.

[68] 赵瑞军．德宏州主体民族甲状腺癌术后随访现状的横断面研究［D］．昆明：昆明医科大学，2023.

[69] 陶雍，毛静玉，薛嵋，等．肿瘤患者 PICC 导管相关血流感染风险预测模型的构建［J］．中国护理管理，2022，22（11）：1718-1721.

[70] 李珂，杨振楠．PICC 相关血流感染风险预测模型的研究进展［J］．中华护理杂志，2022，57（5）：551-554.

[71] 陈抒婕．癌症患者 PICC 相关血栓风险预测模型构建与验证［D］．长沙：中南大学，2022.

[72] 莫航沣，陈亚萍，韩慧，等．临床预测模型研究方法与步骤［J］．中国循证医学杂志，2024，24(2)：228-236.

[73] 车文博．心理咨询大百科全书［M］．浙江：浙江科学技术出版社，2001.

[74] 杨志寅．诊断学大辞典［M］．北京：华夏出版社，2004.

[75] 吴明隆．问卷统计分析实务：SPSS 操作与应用［M］．重庆：重庆大学出版社，2010.

[76] 德威利斯，魏勇刚，龙长权，等．量表编制：理论与应用［M］．重庆：重庆大学出版社，2004.

[77] Fowler F J . Improving Survey Questions：Design and Evaluation［J］．Journal of Marketing Research，1997，34(2)：296.

[78] 卢冰清，童淑萍，惠杰，等．房颤服用华法林患者自我管理量表的编制及信度效度检验［J］．中国护理管理，2018，18（6）：761-765.

[79] 孙爱萍，丁雯，王斐，等．慢性心力衰竭患者运动依从性量表的编制及信效度检验［J］．中华护理教育，2023，20(10)：1217-1222.

[80] 郭金玉，李峥．量表引进的过程及评价标准［J］．中华护理杂志，2012，47(3)：283-285.

[81] 魏雪，杨红．医学量表的跨文化翻译：经验及启示［J］．海外英语，2021，(11)：207-208+231.

[82] 王建国．回译与翻译研究、英汉对比研究之间的关系［J］．外语学刊，2005，(4)：78-83+112.

[83] 田翠平，胡石，张邢炜，等．冠心病患者运动恐惧量表的汉化及信度效度检验［J］．中国护理管理，

2023, 23（11）：1680-1685.

［84］ 张琴芬, 沈杨.妇产科住院医师规范化培训形成性评价的构建及应用探索——基于置信职业行为［J］.东南大学学报(哲学社会科学版), 2024, 26(S1)：180-184.

［85］ 邵敏.形成性评价下大学英语课程思政教学模式探析［J］.锦州医科大学学报(社会科学版), 2024, 22(3)：106-108.

［86］ 赵雪芹, 王宇霞, 陈兴, 等.护士主导的重症早期分级康复护理方案的构建［J］.护理研究, 2024, 38(8)：1433-1439.

［87］ 李祁, 王晓云, 严慧.分级管理模式对肿瘤患者 PETCT 检查护理质量改进的影响［J］.齐鲁护理杂志, 2023, 29(18)：64-67.

［88］ 麦秋露, 王君鑫, 杨丹, 等.我国临床护理实践指南改编研究的范围综述［J］.中华护理杂志, 2022, 57(1)：105-112.

［89］ 马明丹, 陈珊珊, 刘晓, 等.死亡教育对急诊科护士的死亡态度和死亡焦虑的影响研究［J］.中华护理教育, 2020, 17(1)：76-79.

［90］ 李映兰, 赵越, 龙艳芳, 等.我国临床护士死亡教育研究的范围综述［J］.中国护理管理, 2024, 24(2)：186-191.

［91］ Han H, Ye Y, Xie Y, et al. The impact of death attitudes on death education needs among medical and nursing students［J］. Nurse Educ Today, 2023, 122：105738.

［92］ 章飞雪, 于燕燕, 徐枝楼, 等.品管圈活动在精神科老年病房基础护理质量管理中的作用［J］.中华护理杂志, 2013, 48(2)：127-130.

［93］ 潘海燕, 颜波儿.品管圈活动在 ICU 医护人员手消毒管理中的应用［J］.中华医院感染学杂志, 2012, 22(10)：2154-2155.

［94］ Liu Y, Lin B. Application of quality control circle in the treatment of moderate cancer pain in inpatients［J］. Jpn J Clin Oncol, 2020, 50(5)：581-585.

［95］ 郑皓云, 祝永刚, 柳根哲, 等.中医微调手法推拿对腰椎间盘突出症患者腰部核心稳定肌群功能的影响［J］.湖南中医药大学学报, 2022, 42(7)：1180-1184.

［96］ 盛关云, 吴沅鸿, 杨雄武, 等.中医综合疗法联合关节腔灌注治疗冻结肩疗效观察［J］.江西中医药大学学报, 2024, 36(1)：49-53.

［97］ 杨忠亮, 黄伟, 武娇娜, 等.中医推拿配合功能锻炼治疗肩关节周围炎的临床疗效观察［J］.中国现代药物应用, 2024, 18(6)：150-152.

［98］ 陈鹏, 王永霞, 邱伯雍.耳穴贴压治疗不稳定型心绞痛合并睡眠障碍的临床研究［J］.中西医结合心脑血管病杂志, 2023, 21(9)：1652-1655.

［99］ 胡利民.常用中医护理操作技术及考核评分标准［M］.北京：科学技术文献出版社, 2016.

［100］黄丽春.耳穴治疗学(第二版)［M］.北京：科学技术文献出版社, 2017.

［101］李经纬, 王振瑞.简明中医辞典［M］.北京：中国中医药出版社, 2018.

［102］黄飞燕, 罗雪.语言训练配合针灸应用于脑瘫患儿语言发育迟缓的临床效果［J］.中华中医药学刊, 2018, 36(3)：735-737.

[103]邱彩霞.医学科普文章的特点和写作技巧[J].新疆医科大学学报，2012，35（12）：1689-1693.

[104]王韬，等.医学传播学[M].上海：上海科技教育出版社，2023.

[105]董伟.亲爱的准妈妈：您的孕期口腔护理秘籍已送达.四川大学华西口腔医院，2020.

[106]医学论著的写作要求[J].继续医学教育，2017，31（12）：161.

[107]论著类医学论文的撰写[J].实用医药杂志，2017，34（7）：586.

[108]胡雁.护理研究（第4版）[M].北京：人民卫生出版社，2012.

[109]程金莲.护理研究过程及论文写作[M].北京：人民卫生出版社，2019.

[110]曾欣，李丽玲，胡晓静.国外早产儿父亲实施袋鼠式护理的研究进展及启示[J].中华护理杂志，2022，57（15）：1898-1903.

[111]林苗远，卢琼娜，肖乐尧，等.脑卒中患者隐性误吸风险管理研究进展[J].护理学杂志，2024，39（3）：22-27.

[112]曾欣，李丽玲，胡晓静.国外早产儿父亲实施袋鼠式护理的研究进展及启示[J].中华护理杂志，2022，57（15）：1898-1903.

[113]贺鲜娇，雷奕.1例鼻咽癌横纹肌肉瘤病人的安宁疗护实践[J].全科护理，2024，22（9）：1769-1772.

[114]陈芳，邬一军，黄昉芳，等.1例高龄巨大胸骨后甲状腺肿病人介入序贯手术治疗的护理[J].护理研究，2024，38（6）：1125-1128.

[115]唐静，章馨，陶云，等.1例凶险性前置胎盘行双侧髂内动脉球囊封堵联合剖宫产术后并发DIC的护理[J].循证护理，2024，10（10）：1891-1894.

图书在版编目（CIP）数据

临床护理科研案例实践教程／李昀宸等主编. --长沙：
中南大学出版社，2024.12.
　　ISBN 978-7-5487-5995-9
　　Ⅰ. R47
中国国家版本馆 CIP 数据核字第 202430GL53 号

临床护理科研案例实践教程
LINCHUANG HULI KEYAN ANLI SHIJIAN JIAOCHENG

李昀宸　李少红　韩　辉　谭思敏　主编

□ 出 版 人	林绵优
□ 责任编辑	李　娴
□ 责任印制	唐　曦
□ 出版发行	中南大学出版社
	社址：长沙市麓山南路　　　　邮编：410083
	发行科电话：0731-88876770　　传真：0731-88710482
□ 印　　装	广东虎彩云印刷有限公司

□ 开　　本	787 mm×1092 mm　1/16	□ 印张 12	□ 字数 302 千字
□ 版　　次	2024 年 12 月第 1 版	□ 印次 2024 年 12 月第 1 次印刷	
□ 书　　号	ISBN 978-7-5487-5995-9		
□ 定　　价	68.00 元		